DR HÉLÈNE ROSSINOT

# MA FAMILLE, MON JOB ET MOI

## Les conseils d'un médecin à ceux qui prennent soin d'un proche

Robert Laffont

ISBN : 978-2-221-27234-3
Dépôt légal : octobre 2023

Éditions Robert Laffont – 92, avenue de France 75013 Paris

*Ce livre est-il pour vous ?*

Lisez les propositions ci-dessous et cochez la case correspondante si vous êtes dans l'une de ces situations :

☐ Je m'occupe régulièrement de l'un de mes parents âgés

☐ Je m'occupe régulièrement de l'un de mes parents malades

☐ Je m'occupe régulièrement de mon conjoint malade ou porteur d'un handicap

☐ Je m'occupe régulièrement de l'un de mes enfants malade ou porteur d'un handicap

☐ Je m'occupe régulièrement de mon frère/ma sœur malade ou porteur/se d'un handicap

☐ Je m'occupe régulièrement d'un ami qui est dans l'une des situations mentionnées ci-dessus

☐ Je cumule accompagnement de l'un de mes proches et travail

☐ J'ai arrêté de travailler pour prendre soin de l'un de mes proches et je souhaite reprendre une activité

☐ Je m'occupe de l'un de mes proches et je souhaiterais changer de travail, mais je n'ose pas le faire

☐ Je suis manager, RH ou dirigeant, et j'aimerais comprendre comment soutenir mes salariés aidants

Si vous avez coché au moins une de ces cases, ce livre vous est adressé ! Il vous permettra de trouver votre équilibre dans les moments difficiles et vous aidera tant au niveau de votre santé qu'à celui de votre travail.

Si vous avez coché la dernière case, merci de faire partie de ceux qui veulent faire bouger les lignes.

## Sommaire

*Introduction* . . . . . . . . . . . . . . . . . . . . . . . . . . . . 13

**Partie I**
**Prendre soin de soi, oui, mais comment ?**

Chapitre 1 : Culpabilité et honte :
de l'art de se compliquer (encore plus) la vie . . . . 29
Les ennemis intérieurs . . . . . . . . . . . . . . . . . . . . 31

Chapitre 2 : Quand les émotions
sont trop fortes . . . . . . . . . . . . . . . . . . . . . . . . . 42
Piège n° 1 : La distraction du soulagement
immédiat . . . . . . . . . . . . . . . . . . . . . . . . . . . . 43
Piège n° 2 : Quand la pensée positive
tourne à l'automanipulation toxique . . . . . . . . 45
La méthode pour apprendre à vivre
(avec) ses émotions . . . . . . . . . . . . . . . . . . . . 47

Chapitre 3 : Le stress . . . . . . . . . . . . . . . . . . . . . 56
Qu'est-ce que le stress ? . . . . . . . . . . . . . . . . . . . 57
L'impact du stress chronique sur la santé . . . . 60
Le cycle du stress . . . . . . . . . . . . . . . . . . . . . . . 61

Achevez le cycle du stress et développez vos propres stratégies ........ 62
Le cas particulier de l'événement traumatisant.......................... 65

Chapitre 4 : Épuisement ou burn out ? ........ 68

Chapitre 5 : Petits pas, grandes victoires : ces gestes du quotidien qui vous aideront à tenir le coup............ 73
Les fondations indispensables ............ 75
Les incontournables .................... 86

Chapitre 6 : Mon carnet d'autoévaluation...... 102
Partie 1 : Je fais le point sur ma santé ...... 103
Partie 2 : Je fais le point sur mon travail .... 104
Partie 3 : Je fais le point sur mon quotidien ... 105
Interprétation.......................... 105
L'échelle de ZARIT .................... 107
Être présent pour soi aussi............... 111

## Partie II
## Reprendre confiance en soi au travail

Chapitre 1 : Vous n'êtes pas un boulet pour votre employeur !.................. 117
Le raisonnement émotionnel ............ 118
L'abstraction sélective ................. 118
L'inférence arbitraire .................. 119
Les règles internes ou fausses obligations.... 120
La dette invisible ...................... 122

Chapitre 2 : Vous êtes un atout !............. 124
Les *soft skills* des aidants................ 125
Partir ou rester ? ....................... 134

Comment mettre en valeur son expérience sur un CV ? . . . . . . . . . . . . . . . . . . . . . . . . . 135
Comment (re)trouver un emploi quand on est aidant ? . . . . . . . . . . . . . . . . . 137

Chapitre 3 : Apprenez à dire non ! . . . . . . . . . . . 141
Pourquoi est-il si compliqué de dire non ? . . . . 143
Définir ses priorités . . . . . . . . . . . . . . . . . . . . 144
Reconnaître ses limites. . . . . . . . . . . . . . . . . . 145
S'entraîner à dire non. . . . . . . . . . . . . . . . . . . 146

Chapitre 4 : Parler de sa situation au travail. . . . 148
Pour quoi faire ? . . . . . . . . . . . . . . . . . . . . . . 148
Vers qui se tourner ? . . . . . . . . . . . . . . . . . . . 149
Comment préparer son entretien ? . . . . . . . . . . 151
De quelle manière aborder les choses avec son manager ? . . . . . . . . . . . . . . . . . . 153

**Partie III**
**Faire bouger les choses**

Chapitre 1 : Tous les arguments dont vous avez besoin pour démonter les préjugés et les stéréotypes sur les salariés aidants. . . . . . 159

Chapitre 2 : Managers, RH, dirigeants : ce que vous pouvez faire pour vos salariés aidants . . . . . . . . . . . . . . . . . . . . . . . . . . . . . 166
Je suis manager ou RH : que puis-je faire pour soutenir efficacement mes collègues aidants ? . . . . . . . . . . . . . . . . . . . . . . . . . . 166
Je suis membre de la direction : que puis-je mettre en place pour soutenir mes employés aidants ? . . . . . . . . . . . . . . . . 181

*Conclusion* .............................. 187

*Ressources dans le monde francophone* ....... 189
France ............................... 189
Québec ............................... 190
Belgique ............................. 190
Suisse ............................... 190
Ressources internet................... 190
Podcasts francophones intéressants ........ 191

*Notes* .................................. 193

*Remerciements* .......................... 203

# Introduction

Vous qui prenez soin de l'un de vos proches tout en travaillant. Qui cumulez soin, famille et, pour certains, couple et emploi. Qui vous sentez parfois dépassé, épuisé, et qui pourtant entendez en continu cette petite voix au fond de vous-même, celle qui vous crie que vous n'en faites pas assez. Jamais assez. Vous qui aidez et qui vous excusez presque de déranger en le faisant. Ce n'est pas un reproche ni un jugement. Vous avez l'impression de déranger, parce que la société vous envoie très clairement ce message.

Ne vous y trompez pas : cela arrange tout le monde que vous vous occupiez de votre proche, que vous continuiez à travailler, que vous assumiez tout sans rien dire. Car c'est là que les choses se gâtent : quand vous ouvrez la bouche. Quand vous osez réclamer un peu de temps pour votre proche ou – quel culot ! – pour vous-même. Lorsqu'on aide en silence, on est considéré comme un saint. Tout se fissure, en général, quand on commence à exprimer ses propres besoins.

Demander à prendre cinq minutes sur votre journée de travail pour appeler le médecin de votre mère. Solliciter un jour de congé pour l'accompagner lors de rendez-vous à l'hôpital ou d'un des innombrables entretiens nécessaires aux démarches administratives.

Les regards évoluent vite. D'admiratifs, ils deviennent rapidement agacés. Parfois apitoyés. Souvent curieux. Mais ce n'est pas tant la belle curiosité permettant d'apprendre qui illumine les yeux de la majorité de vos collègues que le coup d'œil furtif qui guette l'heure à laquelle vous allez partir aujourd'hui, combien de pauses vous avez prises ou d'appels personnels vous avez passés.

Le monde du travail est dur. Le monde tout court, d'ailleurs. On ne s'écoute plus. On ne se voit plus. On n'a plus le temps de rien, dévoré par l'envie de tout. Le quotidien est devenu une routine écrasante où la productivité est reine. Vite, boucler tout ce qui doit l'être aujourd'hui et enfin pouvoir dormir. Grappiller par-ci par-là quelques instants en famille, entre amis. Des petits cailloux dans la chaussure de la monotonie de l'efficacité. Et puis, il y a vous.

Vous qui, au milieu de ce monde gris et terne, aux émotions engourdies, avez choisi une autre voie.

Vous détonnez dans l'égoïsme ambiant. Peut-être que c'est aussi pour cela que l'on ne veut pas vraiment vous voir. Malheureusement, cette cécité sélective de la société est la moins mauvaise des options en ce moment. Aujourd'hui, quand on fait de son mieux pour aider l'un de ses proches, qu'il soit malade, porteur d'un handicap ou dépendant, au mieux on vous ignore, au pire on vous met des bâtons dans les roues. Parfois, on prétend vouloir vous aider. Mais, à part quelques associations qui font tout leur possible avec les moyens du bord – et ils ne sont pas lourds –, combien d'initiatives publiques ont jusqu'ici fait plus que d'offrir un instant de lumière à celui ou celle qui les a portées ? Les doigts d'une main suffisent à les compter.

Combien de temps encore va-t-on accepter cette indifférence ? Elle est peut-être moins insultante que l'intérêt feint, mais choisir entre la peste et le choléra sans rien dire n'a jamais été mon état d'esprit. Et je suis persuadée que, au fond de vous, vous savez qu'on pourrait faire tellement mieux.

Dans notre monde, désormais, il fait bon survivre, et non plus vivre. C'est un monde où l'on a peur d'aimer, d'aider, de donner, un monde qui ne sait plus que prendre, qui a oublié comment recevoir. Chaque jour, sur la planète, des foules défilent et se battent pour écraser les droits des autres. Les nuances n'existent plus.

Sauf chez vous. Vous avez pris la décision, dans cet univers en noir et blanc, de garder un cœur multicolore. Vous ne vous battez pas contre d'autres. Vous vous démenez pour quelqu'un.

Beaucoup me diront qu'ils n'ont pas eu le choix, que cela leur est tombé dessus. Que c'est juste *normal*.

Débattre de ce qui est normal ou non est inutile ici, car chacun a sa propre définition. Ce qui est normal pour moi ne le sera peut-être pas pour vous, et vice versa.

Le choix, par contre… Que d'aider une personne que vous aimez soit une évidence pour vous montre vos valeurs, votre éducation. Tout le monde ne le fait pas. Ce qui vous paraît impensable ne l'est pas pour de nombreuses personnes… Je pense qu'il est temps de vous donner un exemple concret, tiré d'une étude publiée en 2009[1]. Le titre ? « Disparité entre les sexes dans le taux d'abandon du partenaire chez les patients atteints d'une maladie grave ». Les chercheurs ont voulu savoir si le fait d'être un homme ou une femme avait un impact sur le taux de séparations à la suite du diagnostic d'une maladie grave. Et le résultat est plus que clair. Voici la conclusion de l'article : « Le sexe féminin s'est révélé être le facteur prédictif le plus important de la séparation ou du divorce dans chaque cohorte. » Eh oui… Le risque de séparation, dans cette étude, était multiplié par six si la personne gravement touchée dans le couple était une femme. De nombreux maris quittent leurs épouses malades. Ce n'est pas un jugement. C'est un fait. Et l'illustration de ces choix qui vous paraissent ne pas en être.

Aussi solitaires que puissent parfois être ces mois, ces années à accompagner un proche, aussi lancinants que puissent être le sentiment d'isolement et l'impression que personne ne comprend vraiment ce que vous traversez, vous êtes en réalité des millions à prendre soin de l'un de vos proches tout en travaillant. Pour être exacte, 61 % des 11 millions d'aidants en France travaillent, ce qui représente près de 7 millions de personnes[2]. Ce n'est pas rien !

Et le chiffre n'est pas près de diminuer, entre le vieillissement de la population et l'augmentation des maladies chroniques… On estime que, d'ici à 2030, un quart des salariés français seront aidants de l'un de leurs proches. On pourrait penser que ce serait une raison suffisante pour que tout le monde s'empare du sujet, politiques, employeurs, professionnels de santé… Visiblement pas.

Vous êtes épuisé par le cumul entre votre emploi et l'aide apportée à votre proche, qui se double parfois de la gestion de votre couple, de vos enfants ? Mais avez-vous pensé à vous relaxer, à vous faire un jus de légumes ? À prendre quelques inspirations profondes ? À répéter les affirmations positives du dernier influenceur Instagram à la mode ou les conseils farfelus d'actrices reconverties en gourous ?

Le pire est que, j'en suis sûre, vous avez probablement déjà essayé. Cela a peut-être même marché temporairement (je parle ici de la relaxation ou des respirations, certainement pas des recommandations de charlatans du bien-être en ligne ou sur grand écran – je ne supporte plus ces personnes qui surfent sur les difficultés des autres pour vendre des remèdes miracles). Jusqu'à l'hospitalisation suivante, à la chute de plus, au gros dossier qui s'ajoute à une charge déjà bien présente.

Il faut dire que l'on ne vous aide vraiment pas. Même nous, professionnels de santé, ne sommes pas bien formés, ou pas formés du tout, pour accompagner les familles. Je crois qu'il est temps de vous parler un peu de moi et de vous raconter comment j'ai commencé à travailler sur le sujet des aidants. Premier élément de contexte : je n'avais jamais entendu parler de ce terme au cours des six ans d'études qui forment le tronc commun de toutes les spécialités médicales. En soi, cela veut déjà tout dire. Au milieu de mon internat (les quatre ans de spécialisation), à quelques jours de choisir l'un de mes stages (on en commence un différent tous les six mois), j'étais en pleine crise de spondylarthrite. Sans entrer dans les détails, disons que j'avais vraiment mal au dos et que l'idée de prendre le métro matin et soir pour aller travailler loin de chez moi m'angoissait. J'ai donc, une fois n'est pas coutume, regardé les possibilités de formation les plus proches de mon studio, et j'ai lu l'acronyme « HAD ». À cette époque, je ne connaissais pas plus la signification de ce sigle que la majorité d'entre vous qui lisez ces pages. Hospitalisation à domicile.

Lorsque je suis arrivée le premier jour, mon chef m'a posé une question qui aujourd'hui me semble simple, mais qui m'a paru alors complètement absurde. « Connais-tu le domicile ? » (C'est dire si la formation des médecins est hospitalo-centrée, mais ce sujet mériterait à lui seul un autre livre, donc je ne le développerai pas ici.) Je pense que je n'ai même pas vraiment, à ce moment-là, saisi ce qu'il voulait me demander. Et pourtant, c'était évident. Heureusement, le désarroi et l'incompréhension ont dû se lire assez facilement sur mon visage, car sa réaction – et je ne l'en remercierai jamais assez – a été de m'annoncer qu'une mise à jour semblait nécessaire et que je suivrais donc dès le lendemain, et jusqu'à nouvel ordre, les infirmières du service dans leurs tournées. Un peu vexée d'avoir échoué à ce test, je me suis donc présentée de bonne heure, et les visites ont commencé.

Pour être honnête, je craignais surtout de ne pas savoir quoi faire, voire de m'ennuyer pendant que l'infirmière réaliserait ses soins, étant bien incapable de participer. Ce ne fut absolument pas le cas. Non pas parce que j'avais soudainement développé des capacités en soins infirmiers, mais parce que je n'étais pas seule avec le patient et la soignante. Un proche était presque systématiquement présent, et ce qui avait toujours été considéré comme un défaut à l'école (« bavarde ») est devenu la clé qui m'a permis de commencer à percevoir un schéma. Les rencontres s'enchaînaient, les patients souffraient de maladies diverses et variées, et pourtant les discours des proches étaient quasi tous identiques. De retour après ces quelques jours, j'ai partagé ce constat avec mon chef. Sa réponse fut nette : « On les appelle "aidants". Il n'y a pas grand-chose dans la littérature médicale sur le sujet. » C'est là que j'ai décidé d'en faire mon objet de mémoire de master 2, puis de ma thèse. S'ensuivirent les livres. D'abord pour faire connaître cette réalité au grand public, puis pour aider, soutenir et accompagner. Mais assez parlé de moi.

Peut-être avez-vous décidé de consulter un professionnel de santé. J'espère ne pas vous avoir fait peur avec mon anecdote. Ne vous inquiétez pas, c'était il y a un bout de temps maintenant. Les choses ne sont pas encore parfaites, loin de là, mais il y a eu du progrès.

Je dis « peut-être », parce que je sais à quel point il est parfois compliqué de sauter le pas. Toujours cette petite voix dans votre tête qui vous chuchote que vous n'avez pas le temps, que vous allez encore tenir un peu, que c'est moins urgent que le dossier X que vous devez gérer, que cela attendra que l'état de santé de votre père s'améliore, que la tempête passe. On ne vous dira jamais directement que prendre soin de vous est égoïste. Au contraire, on vous répétera en boucle de le faire, mais sans jamais vous expliquer comment. C'est pire. La société vous enverra un double message hypocrite : tu *dois* te débrouiller pour assurer au quotidien, et tu *dois* être en forme pour t'occuper des autres correctement. Sans le moindre soutien, qui plus est. Le résultat ? Pas besoin de vous le dire à voix haute. Vous déduisez par vous-même que ce temps passé à vous occuper de vous est du temps perdu, car non dédié aux autres. Et vous vous considérez comme un sans-cœur autocentré pour y avoir ne serait-ce que pensé ! En conséquence, vous repoussez encore et encore ce rendez-vous. Si tant est que vous l'ayez déjà pris.

Rassurez-vous, ce n'est pas vous le problème dans cette équation intenable. Des siècles et des siècles d'injonctions contradictoires pèsent sur vos épaules, surtout si vous êtes une femme. D'un côté, l'idée que vous devez vous dévouer corps et âme au soin des autres, au mépris de votre bien-être, parfois de votre santé. De l'autre, celle qui vous dit que vous devez absolument tout assurer pour être une femme accomplie. La productivité en égérie, le don de soi en bannière. Donner tout, tout le temps. Chez vous, auprès de votre proche, au travail, avec vos enfants et votre conjoint, si vous en avez.

Bien sûr, certains aidants sont des hommes. Heureusement. Ils découvrent en se glissant dans ce rôle toutes les difficultés, tous les obstacles que les missions laissées aux femmes depuis des siècles entraînent avec elles. Avec, cependant, une inégalité dans les regards environnants. De même que l'on admire un homme qui change les couches de son enfant ou l'emmène se promener au parc, on plaindra plus facilement celui qui est présent pour ses parents, on s'attendrira plus facilement devant celui qui reste auprès de sa femme malade. Je ne dis pas cela pour diminuer la valeur de la contribution des hommes qui assument les tâches des aidants. Loin de là. Mon propos est justement que chacun mérite ce soutien, cette bienveillance. L'indifférence tue à petit feu. Les préjugés ont la peau dure.

De manière générale, le monde du « prendre soin » est très majoritairement féminin. Aides-soignantes, infirmières, assistantes sociales : combien de fois avez-vous prononcé ces mots par réflexe, sans penser au masculin ? Pourtant, même du côté de la médecine, les femmes, qui ne représentaient qu'environ 30 % des professionnels dans les années 1990[3], font aujourd'hui jeu égal avec leurs collègues, et les prévisions annoncent que, d'ici à 2040, 60 % des praticiens seront des praticiennes[4].

La féminisation de la profession engendre de nombreux débats. Ces femmes vont-elles vouloir moins travailler, moins s'occuper de leurs enfants, de leur famille ? En un mot, comment pourraient-elles faire aussi bien qu'un homme ? Rebelote, donc, cette fois au travail. Bien que ce soit illégal, combien de recruteurs demandent encore à de potentielles futures recrues lors des entretiens d'embauche si elles comptent avoir des enfants ? Plus que vous ne le penseriez. Combien de managers gardent dans un coin de la tête l'idée que promouvoir leur jeune collègue est peut-être risqué, car, même si ses performances sont impeccables, elle pourrait un jour être moins disponible dans le cas où un enfant ou un proche malade entrerait dans sa vie ? La société est bienheureuse de trouver des personnes pour prendre soin des plus vulnérables, mais elle considère ce rôle comme une faiblesse, en particulier lorsqu'il est assumé par une femme.

Soyons clairs : il est de l'intérêt de tous que les esprits changent. Que ce système bourré de diktats en tous genres, mais dépourvu de la moindre solution pratique, de la plus petite once de reconnaissance, vole une fois pour toutes en éclats, afin que nous puissions le reconstruire ensemble, plus juste et plus humain.

Les hommes veulent de plus en plus assumer leur rôle au sein de leur famille. J'en rencontre régulièrement qui soutiennent de leur mieux un parent, une épouse, un enfant. Et qui se noient tout autant que les autres. Perpétuer notre état d'esprit actuel signifie avant tout que tout le monde va être traité de la même manière, c'est-à-dire misérablement. C'est affirmer que, en tant que société, nous considérons que prendre soin d'un autre n'a que peu de valeur. Vous qui lisez ce livre savez bien à quel point cette affirmation est fausse. Je suis consciente que vous faites de votre mieux au quotidien avec les outils qui sont mis à votre disposition. Soit, souvent, pas grand-chose.

Vous subissez des injonctions toujours plus fortes : être présent partout, pour tout le monde, assurer, être productif, patient, à l'écoute, tolérant, efficace. Vous hésitez entre silence désabusé, rage contenue et rire nerveux quand vous entendez les conseils de ceux qui ne savent strictement rien de ce que vous traversez, les messages *corporate* faussement compatissants d'employeurs qui surfent sur la vague sociale sans effort, ou encore les annonces de politiciens qui ont compris que 11 millions de personnes, cela représente un sacré paquet d'électeurs. Peu importe que certains programmes ne veuillent rien dire, tant que le mot « aidant » est présent.

La colère qui gronde en vous est à la hauteur de votre épuisement et du mépris qui vous est opposé chaque fois que vous osez ouvrir la bouche.

On ne verra pas de grève, de défilé d'aidants dans les rues. On y voit déjà rarement les professionnels de santé et du médico-social. Qui s'occuperait des patients ? Nous n'avons pas le temps, et la société compte sur ce dévouement, sur le silence qui en découle, pour continuer à ne pas vous voir, à ne pas nous regarder.

Et, dans un sens, je peux le comprendre.

Imaginez un instant l'ampleur de la vague si, tous, nous décidions enfin de nous faire entendre.

Si la colère de l'indifférence, la blessure du mépris, la brûlure de l'injustice, l'exigence d'un futur humain et solidaire, l'espoir de la bienveillance descendaient dans les rues des villes et des villages. Si le monde du travail était vraiment mis face à ses responsabilités. Le monde tout court, en réalité.

Imaginez réussir à leur faire comprendre.

L'impact sur votre santé, physique comme mentale. Les nuits sans sommeil, l'angoisse, le dos vrillé de douleurs. La pression quotidienne. Les répercussions sur vos finances, que ce soit à cause du coût du matériel ou de la baisse de salaire parce que vous avez dû diminuer votre temps de travail, voire tout arrêter, pour veiller sur votre proche nuit et jour. Les retombées sur votre carrière, la mise au placard, les préjugés, les regards en coin, cette promotion que vous n'aurez peut-être jamais – pas fiable, vous comprenez. Trop de choses à côté.

Non, nous ne comprenons pas. Nous ne comprenons plus.

Le retentissement sur la retraite de ces trimestres, ces années au chevet d'un autre. Le parcours du combattant du retour à l'emploi. Ce trou béant dans le CV qui n'en finit plus d'interroger. La honte qu'ils vous font parfois ressentir. Ce sentiment de ne pas être assez, alors que vous avez tant fait.

Imaginez que les patients qui le peuvent se joignent à vous.

Imaginez que les soignants soient à vos côtés.

Imaginons ensemble ce futur que nous méritons.

Ce futur du travail, ce futur de la santé, ce futur de la société.

J'ai bien conscience que l'on ne peut pas se battre en étant épuisé. Que simplement faire valoir ses droits est difficile après des mois, des années à se sentir impuissant, rabaissé, ignoré.

Que vous avez besoin d'outils pour tenir le coup d'abord. Pour vous affirmer ensuite. C'est pour cela que ce livre est construit en trois parties.

La première concerne votre santé physique et mentale. Pas de conseils bateau, pas de cure détox magique. Ensemble, nous verrons comment vous remettre sur pied, vous aider à traverser cette période compliquée. Comment éviter l'épuisement, repérer les signaux d'alerte, apprivoiser votre stress, gérer vos émotions et votre sentiment de culpabilité. Comment intégrer petit à petit dans votre quotidien de minuscules gestes qui, en s'additionnant, vous donneront plus de force et d'énergie.

Puis nous évoquerons le travail. Toutes les compétences que vous avez développées en prenant soin de votre proche. La manière dont vous pouvez parler de ce que vous vivez au quotidien, et à qui. Comment apprendre à dire non. Nous aborderons les entretiens d'embauche, les outils pour rédiger un CV qui met en valeur votre parcours. J'aimerais surtout que ces pages vous redonnent la confiance en vous que vous méritez. Vous n'êtes pas un boulet pour votre employeur, bien au contraire, vous êtes un atout !

Enfin, nous verrons comment convaincre manager, DRH, direction. Je vous donnerai tous les arguments pour faire comprendre aux employeurs l'intérêt qu'ils ont à réellement soutenir leurs salariés aidants, afin de démonter les préjugés et idées reçues que vous entendrez peut-être, et j'exposerai toutes les solutions qui peuvent être mises en place pour enfin faire baisser la pression !

Vous ferez de ce livre ce que vous souhaiterez. Un soutien dans les moments difficiles, un message à offrir à l'un de vos proches, un guide pour tenir le coup, un mode d'emploi pour demander plus.

La vraie révolution commencera le jour où ceux qui aident en silence depuis si longtemps réaliseront leur valeur et l'importance de leur tâche. Un par un. Page par page.

Êtes-vous prêt ?

# Partie I

# Prendre soin de soi, oui, mais comment ?

# 1

# Culpabilité et honte : de l'art de se compliquer (encore plus) la vie

Je me suis longuement interrogée sur ce que je souhaitais vous dire en tout premier. Le sujet est tellement vaste. Lorsqu'on cumule un emploi avec le fait de s'occuper de l'un de ses proches, sans compter bien sûr sa vie quotidienne de femme ou d'homme, et dans certains cas son couple et ses enfants, prendre soin de soi ressemble à une utopie ou à un parcours du combattant.

Gestion du stress, burn out, place des émotions, conseils pratiques… Tout est important. Et puis j'ai réalisé qu'il manquait là quelque chose d'essentiel.

Je travaille depuis maintenant des années sur la question des aidants, et avec le temps j'ai découvert une constante : dans environ 95 % des cas, le témoignage, le ressenti de la personne que j'ai en face de moi sont entachés d'un sentiment de culpabilité tenace. Une petite voix qui lui répète encore et encore qu'elle n'en fait pas assez. Qu'elle n'est pas assez.

Si ce n'est pas votre cas, j'en suis très heureuse. Mais si vous additionnez travail et aide à l'un de vos proches, il y a de grands risques que vous connaissiez particulièrement bien ce sentiment.

Et c'est pour cela que j'ai décidé d'en parler avant tout le reste.

Je pourrais vous donner tous les outils du monde, toutes les explications scientifiques possibles et imaginables sur le corps et la santé, si vous n'êtes pas intimement convaincu que vous méritez cette attention, ce soutien, si vous ne vous pensez pas vraiment légitime à être accompagné, à prendre soin aussi de vous, ces informations ne serviront à rien. Je veux vous parler de culpabilité, de honte, parce que *je souhaite avant tout que vous vous autorisiez à réellement utiliser ce livre.*

Commençons donc par creuser la signification de ces deux mots. Pourriez-vous définir (sans tricher en allant lire ce qui suit) les concepts de culpabilité et de honte ? Ce n'est pas si simple… Lorsque j'ai tenté cet exercice pour la première fois, j'ai tâtonné tant bien que mal autour de ces deux principes sans être vraiment capable de décrire ce qui les distinguait. D'ailleurs, « dans l'histoire, de nombreux débats ont eu lieu pour savoir si ces deux termes représentaient ou non la même émotion, car tous deux se caractérisent par un sentiment de détresse ressenti face à une transgression », écrivent Cohen *et al.* dans leur étude publiée en 2011[1]. En dépit des similarités, il y a cependant de vraies différences.

Sortons donc le Larousse et voyons ce qu'il en dit :

- Culpabilité : Sentiment de faute ressenti par un sujet, que celle-ci soit réelle ou imaginaire.
- Honte : Sentiment d'abaissement, d'humiliation qui résulte d'une atteinte à l'honneur, à la dignité.

La culpabilité concerne surtout une action que l'on a – ou que l'on n'a pas – réalisée, par exemple : « Je n'en fais pas assez. » La honte, elle, caractérise directement la personne : « Je ne suis pas assez. »

La petite voix qui murmure à votre oreille pourra tour à tour vous souffler de vous sentir coupable parce que vous n'êtes pas allé voir votre mère le week-end dernier ou honteux de votre faiblesse, de votre manque de volonté ou de discipline. À certains moments, vous pourrez instantanément balayer cette pensée. À d'autres, son hurlement vous empêchera de vous concentrer sur autre chose, creusera votre estomac, nouera votre gorge.

La culpabilité et la honte sont habituellement utilisées plutôt positivement par votre cerveau. Ce sont des moyens de différencier le bien du mal et d'agir en fonction. Cependant, lorsque la charge est lourde, que quelqu'un que vous aimez a besoin de vous, que votre employeur compte sur vous, que le reste de votre famille dépend de vous… ce baromètre n'est plus si fiable.

Mais pourquoi ? Je vais vous présenter quatre grands « ennemis » qui ont une influence considérable sur votre quotidien, sans même que vous en ayez forcément conscience. Les obstacles que l'on rencontre ne viennent pas tous de l'extérieur.

## Les ennemis intérieurs

### *Le perfectionnisme*

Déjà source de stress au quotidien, le perfectionnisme devient extrêmement difficile à gérer lorsque la santé ou le bien-être d'un proche est en jeu. Vous souhaitez le meilleur pour lui, le moins de souffrance possible, l'excellence des conditions d'accueil, de prise en charge… C'est bien normal, et complètement humain. Sauf que la perfection n'existe pas. Même lorsqu'il s'agit de soins. Les soignants ne sont pas parfaits, les hôpitaux non plus, ni même le domicile de votre proche, ou le vôtre s'il réside avec vous. La seule chose qui soit en votre pouvoir, c'est de faire de votre mieux. Et, croyez-moi, même si ce n'est pas ce que vous ressentez en ce moment, c'est déjà beaucoup. Votre proche vous voit vous démener. Il sait tout ce que vous faites pour lui au quotidien, même si parfois il ne peut pas ou ne sait pas vous le dire.

Votre culpabilité, dans ce cas précis, ne signifie absolument pas que vous ayez fait quoi que ce soit de mal. C'est le mécanisme de défense qu'a choisi votre cerveau pour exprimer la souffrance qu'il éprouve face à la situation, face au manque de contrôle. Soyez indulgent envers vous-même. Comme vous le seriez avec votre meilleure amie si elle vous racontait à quel point elle se sent mal de ne pas avoir pu rendre visite à son papa le week-end dernier parce que son fils était malade. Hocheriez-vous la tête en signe d'approbation, en ajoutant qu'elle est effectivement une fille indigne et que son père mérite mieux ? (Si c'est le cas, je pense que la notion de « meilleure amie » est à réévaluer…) Ou lui diriez-vous plutôt, compatissant, que son papa comprendra sûrement très bien la situation, qu'elle pourra passer le voir quand son fils ira mieux et que, de toute manière, il est préférable d'éviter de transmettre les germes du fiston à une personne âgée, donc vulnérable ? Bon. Je pense que vous voyez où je veux en venir. Lorsque vous sentez que la culpabilité est en train de vous prendre à la gorge, essayez de vous rappeler cet exemple. Votre mieux n'est peut-être pas parfait, mais il est tout ce dont votre proche a besoin.

### *Le syndrome du « toujours pire ailleurs »*

Ou comment relativiser peut parfois signifier se tirer une balle dans le pied. Je m'explique.

Dans notre société, vous le savez, la productivité est reine. On valorise les bourreaux de travail, ceux qui n'ont jamais un instant à eux. Je ne compte plus le nombre de fois où j'ai entendu la formule : « On dormira quand on sera mort. » On attend de vous que vous soyez littéralement Superwoman (ou Superman). Boulot, famille, proche à aider, vie sociale : vous devez jongler avec toutes vos casquettes de main de maître et sans broncher.

Sauf que, bien entendu, il arrive – assez souvent – que la machine se grippe. La fatigue, le stress constant, les soucis de santé… Vous aussi, vous avez besoin d'aide. Et c'est là que les choses se corsent. Que la fameuse petite voix refait son apparition. Cette fois pour vous dire que, quand même, vous exagérez. Il y a tellement pire que votre situation. Vous avez certes mal au dos, mais d'autres sont en train de mourir d'un cancer ! Il est parfois lourd de vous occuper de votre père qui souffre de la maladie d'Alzheimer, mais certains aidants accompagnent trois personnes à la fois ! Qui êtes-vous pour vous plaindre ? Une chochotte, c'est certain. Qui pourrait prendre un peu sur elle quand même. C'est d'ailleurs dans ces cas que la honte refait surface. Ce sentiment cuisant d'être faible, minable, de ne pas être à la hauteur de ce que l'on attend de vous. Renforcé par les commentaires acerbes lancés à l'occasion par des proches ou des collègues qui ne se rendent pas forcément bien compte de ce que vous vivez. Le bien connu « Relativise, ce n'est pas la fin du monde non plus ».

J'ai une nouvelle à vous annoncer. Il y aura TOUJOURS pire. Toujours. On compte 160 000 décès par jour dans le monde environ. Mort, c'est pire qu'épuisé, non ? Et avec près de 8 milliards d'habitants sur la planète, je peux vous assurer que vous trouverez à coup sûr des personnes qui souffrent plus que vous. Mais ce n'est pas un concours !

Un exemple : vous venez de vous fracturer la jambe. C'est douloureux. Votre voisin, lui, pas de chance, vient de se casser la jambe *et* le bras. Si nous suivons le raisonnement que vous vous appliquez régulièrement, puisque votre voisin souffre théoriquement plus que vous, vous devriez prendre sur vous tandis que lui aurait droit à des antalgiques. C'est ridicule, n'est-ce pas ? Sa blessure ne diminue en rien la vôtre.

La douleur, physique comme mentale, est subjective. On reproche beaucoup aux médecins leur tendance à ignorer la souffrance de leurs patients dès lors qu'ils n'en identifient pas de cause immédiate. On entend encore trop souvent « c'est dans votre tête » ou « ce n'est pas si grave que cela ». Le malade rentre chez lui avec du mépris en guise de diagnostic, et l'impression que sa douleur est moins importante que d'autres. Qu'il devrait serrer les dents. Il se sent négligé, frustré.

Pourquoi prendre cet exemple ? Parce que c'est exactement ce que vous vous infligez. Parce que le fait que d'autres personnes souffrent plus, voire que votre proche soit celui auquel vous vous mesurez, ne change rien à votre propre douleur.

Je comprends que vous n'ayez pas envie de penser à vous. Pas le temps. Pas le cœur à cela.

Sachez quand même qu'être aidant comporte des risques réels pour votre santé. Vous n'inventez rien. Il est important que vous preniez conscience que vous avez autant que tout le monde le droit et la légitimité d'être fatigué, d'avoir mal.

Se comparer aux autres est un réflexe commun à beaucoup d'entre nous. Il est naturel, mais il peut être particulièrement délétère pour l'estime de soi, et de manière plus générale pour la santé mentale. Prendre exemple sur quelqu'un qui a traversé une épreuve que nous considérons comme plus difficile que celle que nous vivons peut avoir du sens si l'objectif est de garder ou reprendre espoir dans notre capacité à gérer ces événements. À l'inverse, si la comparaison ne sert qu'à s'autoflageller, à se sentir inférieur, à se convaincre de prendre son mal en patience et de continuer seul, elle est nocive !

Vous n'avez absolument aucune idée de la manière dont la personne qui vous sert de modèle a réellement vécu ces moments, de ce qu'elle a pu ressentir, de l'aide dont elle a bénéficié, ni même de son passé et de ses capacités intrinsèques. Et, quand bien même sa situation aurait vraiment été pire que la vôtre, cela ne retire rien à ce que vous vivez.

### *Le SIA, ou syndrome de l'imposteur de l'aidant*

À force de rencontrer ce syndrome, presque aussi courant que le précédent, j'ai fini par lui attribuer un nom. C'est une variante du classique « syndrome de l'imposteur », mis en évidence en 1978 par deux psychologues, Pauline Clance et Suzanne Imes, et s'appliquant habituellement au monde professionnel.

Afin de remettre les éléments dans leur contexte, en voici la définition :

> Les personnes atteintes expriment une forme de doute maladif qui consiste essentiellement à nier la propriété de tout accomplissement personnel. Elles rejettent donc plus ou moins systématiquement le mérite lié à leur travail et attribuent le succès de leurs entreprises à des éléments qui leur sont extérieurs (la chance, leurs relations, des circonstances particulières)[2].

Alors, quelle est cette déclinaison que j'applique à ceux qui prennent soin de l'un de leurs proches ?

J'appelle syndrome de l'imposteur de l'aidant, ou SIA, la tendance de nombre de ceux avec qui j'ai pu échanger au fil des années à rejeter cette qualification d'« aidant », sous prétexte qu'ils n'en font pas encore assez, ne cochent pas encore suffisamment de cases, pour correspondre à leur perception de ce rôle. Il s'enracine dans la manière de penser décrite au fil des pages précédentes, et surtout dans l'idée récurrente d'absence de légitimité.

Peut-être êtes-vous dans ce cas. Peut-être avez-vous froncé les sourcils en lisant le mot « aidant » dès les premières lignes de ce livre, continuant à le parcourir parce que vous vous reconnaissez dans le fond et dans les questionnements, mais pas dans le terme. Peut-être vous l'a-t-on offert en espérant vous aider. Peu importe.

Je n'apprécie pas particulièrement ce terme, « aidant ». Il sonne trop « professionnel » à mon goût. Mais ce n'est pas le sujet. Quoi qu'on en pense, ce mot commence enfin à être ancré dans notre société. Il donne accès à des droits concrets. Il a une signification dans le monde du soin. Souvent aussi dans celui du travail.

Il témoigne de l'appartenance à une communauté. Peut aider à obtenir du soutien, du répit. Bref, c'est avant tout un outil. Et s'en saisir est important. Tant pis, au fond, pour la formulation[3].

Puisque vous avez décidé que vous n'étiez pas concerné par ce qualificatif, je me permets de vous donner une liste (non exhaustive) de tâches prises en charge par les aidants de manière régulière. Vous pourrez ainsi vérifier par vous-même si vous correspondez ou pas à la définition.

— Soutien moral : cela semble évident, et pourtant écouter, rassurer, être réellement présent pour quelqu'un demande de l'attention, de l'énergie et du temps. C'est surtout plus compliqué qu'on ne l'imagine !

— Rôle de chauffeur et accompagnement aux rendez-vous divers et variés, qu'ils soient médicaux ou administratifs.

— Gestion de la paperasse au quotidien, par exemple les dossiers de demande d'aides. Si vous avez déjà ne serait-ce qu'entraperçu un dossier MDPH (Maison départementale pour les personnes handicapées) ou CAF (Caisse d'allocations familiales), vous savez ce que cela représente. La France a un réel talent pour les formalités à rallonge.

— Coordination de l'équipe soignante à domicile (gestion des plannings, des besoins, des passages…).

— Surveillance de l'état de santé du proche et de son évolution : l'aidant est souvent capable de détecter des améliorations ou des détériorations, par exemple dans le cadre de pathologies neurodégénératives comme la maladie d'Alzheimer. Il est fréquent que la famille soit la première à repérer les signes et à pouvoir documenter l'avancée de la démence[4].

— Veille technique et vérification du matériel : s'assurer que les médicaments sont bien récupérés à la pharmacie, que le stock de produits est complet à chaque passage d'un soignant, alerter en cas de dysfonctionnement d'un appareil…

— Aide aux déplacements à l'intérieur du domicile : en cas de difficulté de l'aidé à sortir de son lit, à s'asseoir ou même à se rendre aux toilettes, l'aidant peut avoir besoin de le soulever pour le transférer depuis le matelas ou le fauteuil et lui permettre de s'appuyer sur lui (des gestes qui peuvent se révéler compliqués, voire dangereux, sans formation technique).

— Gestion des urgences, qu'elles soient médicales ou non.

— Tâches ménagères : non seulement au domicile du proche, mais aussi chez l'aidant lui-même s'il habite ailleurs, bien entendu.

— Toilette intime et soins d'hygiène : l'aidant peut par exemple se retrouver en charge de la propreté et des changes quotidiens de son proche. Et si un accident arrive entre deux passages de soignants, c'est lui qui nettoiera pour ne pas laisser l'aidé dans cet état.

La liste pourrait continuer. Elle vous confirme que vous n'êtes pas concerné, car vous êtes loin de faire tout ce qui est décrit ? C'était un petit piège, pour être honnête. Tous les aidants n'effectuent pas la totalité de ces tâches. En accomplir ne serait-ce que quelques-unes est bien suffisant ! Je dirais même que, dès que vous en êtes au stade de l'inquiétude régulière, que vous commencez à veiller sur votre proche d'un peu plus près, à guetter les intonations de voix pour évaluer – parfois inconsciemment – sa forme, vous avez franchi le pas. Les 11 millions d'aidants sont autant de cas particuliers. Il n'y a pas cinquante nuances de gris ici, mais des millions de nuances d'aide.

Est-ce le fait que vous habitez à distance de votre proche qui vous empêche de vous considérer comme aidant ? Vous auriez tort ; cela n'est absolument pas un obstacle. Vous en faites, des choses, même de loin. La Haute Autorité de santé le dit bien dans son rapport de juillet 2022 :

> Au-delà des activités d'aide et de soins, même à distance, les aidants peuvent être très investis dans l'accompagnement de leur proche en endossant progressivement un rôle de coordination et de « care manager ». Il s'agit d'organiser le réseau des proches et des professionnels assurant une continuité ou une présence « suffisantes » auprès du parent âgé, et par là même de lier les divers segments de cette organisation qui mobilise les secteurs très cloisonnés du social, du médical et du médico-social[5].

Vous êtes présent à votre manière aux côtés de votre proche. Vous avez toute légitimité à vous considérer comme « aidant ».

## *Le biais de confirmation*

Le biais de confirmation est un dernier élément, et non des moindres, qui peut participer à dérégler le baromètre de votre autoévaluation. Parmi les 250 biais cognitifs existants, il est l'un des plus connus.

Il désigne la manière dont notre cerveau, dont nous sommes persuadés qu'il est globalement rationnel et logique, va prendre de nombreuses décisions (y compris celle de nous pourrir la vie avec un sentiment de culpabilité persistant) basées en réalité sur un schéma de réflexion trompeur. Bien qu'il soit assez simple à comprendre, il est compliqué à débusquer lorsqu'on se retrouve pris dans son piège.

Comment cela fonctionne-t-il ? Nous allons chercher dans les faits tous les éléments qui confirment notre pensée, notre intuition, au détriment parfois d'éléments qui vont dans l'autre sens. Un exemple : vous êtes persuadé que votre chef vous en veut. Spontanément, si vous êtes victime de ce biais, vous aurez tendance à guetter les gestes, les phrases, les attitudes qui vont dans cette direction. Votre esprit passera sous silence le fait qu'il est de mauvaise humeur avec toute l'équipe (et pas uniquement avec vous) depuis quinze jours ou le compliment qu'il a glissé sur votre présentation cette semaine.

### Comment savoir si vous êtes victime du biais de confirmation ?

Le plus important est de connaître son existence et de vous interroger lorsque vous sentez monter le doute en vous. Prenez le temps de considérer l'hypothèse contraire à la vôtre. Y a-t-il des éléments que vous avez rejetés ou ignorés ? N'hésitez pas à y réfléchir par écrit. Votre analyse de la situation n'en sera que plus claire.

Votre petite voix ne disparaîtra pas en un instant, même après avoir lu ce chapitre, j'en ai bien conscience. Je ne suis pas magicienne, je ne peux malheureusement pas remuer le nez ou faire disparaître d'un coup de baguette ces mécanismes profondément ancrés en vous. En revanche, j'espère pouvoir les mettre en lumière et vous permettre de les voir tels qu'ils sont. « Lumos », aurait-on dit dans *Harry Potter*. Cela vous prendra du temps, et des efforts. Mais maintenant vous savez ce qui peut vous pousser à réagir de cette façon. La prochaine fois que vous vous sentirez coupable, que la honte vous serrera la gorge, repensez à ces lignes. Prenez quelques instants pour vous interroger sur les raisons réelles de ces sentiments. Reconnaissez-vous les contours du syndrome « toujours pire ailleurs » ? Le perfectionnisme est-il de retour ?

L'esprit est comme le corps, il a besoin de patience et de répéter encore et encore les gestes, les mots, pour se rééduquer. Vous ne vous attendriez pas à ce qu'une fracture guérisse en quelques jours… Mais vous avez fait le premier pas. Chaque fois que vous aurez besoin de l'entendre, que la culpabilité reviendra avec force, n'hésitez pas à relire ces mots :

Vous méritez que l'on vous soutienne.

Demander de l'aide n'est pas une faiblesse.

Vous faites de votre mieux.

# 2

# Quand les émotions sont trop fortes

Aider l'un de ses proches est la quasi-assurance de vivre en permanence un grand huit émotionnel. Tour à tour optimiste, anxieux, surpris, déçu, rempli de courage, puis de colère, vous traversez cette période à toute vitesse et ne savez plus vraiment où donner de la tête ni du cœur. Cette confusion pousse parfois votre cerveau à déclencher le mode « pilote automatique » pour ne pas exploser en vol. Rien de plus normal. C'est un mécanisme de survie. Le problème est que non seulement les émotions sont toujours là, même si vous les atténuez fortement au quotidien, mais que cela vous empêche de développer les outils et les stratégies qui vous permettraient de mieux les contrôler et d'apprivoiser celles qui, plus fortes et inattendues, peuvent surgir sans prévenir.

Comme cette colère que vous pensiez disparue depuis longtemps et qui rejaillit après des années, lorsque vous prenez soin d'un parent qui n'a pas toujours été présent pour vous. Cette tristesse profonde, cette mélancolie, lorsqu'il faut vendre la maison de votre enfance. Ce désespoir, cette rage parfois, à l'annonce d'un diagnostic compliqué. Cette angoisse de perdre votre emploi si votre chef réalise combien votre rôle auprès de votre proche prend de la place dans votre quotidien.

Les émotions ont un impact sur notre santé, sur notre lien aux autres, sur notre vie de tous les jours, sur la manière dont nous percevons les événements. Ce chapitre est là pour vous aider à vous familiariser avec vos sensations, vous apprendre à y réagir (car oui, notre comportement peut avoir un impact sur nos émotions), et surtout à ne pas vous laisser duper.

## Piège n° 1 : La distraction du soulagement immédiat

Aucun humain n'aime se sentir mal. C'est parfaitement compréhensible. Et certaines émotions, comme la tristesse, peuvent être particulièrement douloureuses. Il arrive que notre cerveau déclenche un mécanisme de défense extrêmement efficace à court terme face à ces vagues désagréables qui nous submergent parfois. En français, de nombreuses expressions reflètent ce fonctionnement, comme « noyer son chagrin dans l'alcool » ou encore « manger ses émotions ». En réalité, ce ne sont là que deux exemples de ces distractions que nous mettons en place pour ne pas ressentir la douleur. Nous cherchons, souvent inconsciemment, une expérience positive qui va pouvoir nous apporter un plaisir rapide et intense. Et lorsque l'émotion difficile apparaît, la réaction réflexe est de reproduire ce moment pour être vite soulagé.

C'est ainsi que, après une journée compliquée au cours de laquelle votre maman a chuté (ce qui vous a causé de l'inquiétude) et votre collègue a fait une remarque sur le temps que vous avez passé au téléphone (ce qui a provoqué votre colère – quel égoïste, ce type, vraiment ! –, mais aussi une once de culpabilité – il a raison, c'est vrai qu'avec tout cela j'ai pris du retard sur le dossier Y), une des premières choses que vous avez faites en rentrant chez vous a été d'ouvrir le frigo et d'attraper la tablette de chocolat qui se trouvait juste sous vos yeux. Soyons honnêtes, si elle n'avait pas été là, c'est le fromage qui aurait été englouti.

Peut-être avez-vous plutôt fumé tout un paquet de cigarettes ou vous êtes-vous servi un verre, puis deux, de vin, de bière, de whisky – ce que vous aviez sous la main. D'autres passeront la soirée à scroller sur les réseaux sociaux ou à enchaîner les épisodes d'une série. Le résultat est le même. Sur le moment, vous vous sentez mieux. Réconforté. Apaisé. C'était le but. Je ne prétends pas qu'il ne faut jamais chercher de soulagement immédiat – ne me faites pas dire ce que je n'ai pas écrit. Le problème survient quand il ne s'agit plus d'une réaction ponctuelle et consciente, mais d'un réflexe. Le piège se referme lorsque ce plaisir instantané devient votre moyen de gérer vos émotions. Un cercle vicieux qui se renforce jour après jour. Et qui se complète souvent d'un sérieux sentiment de culpabilité une fois le bien-être dissipé. Cela peut parfois devenir plus grave, car le risque d'addiction est loin d'être nul. Cigarette, alcool, médicaments[a] : trois ingrédients fréquemment utilisés pour oublier, ou pour se tranquilliser, très addictifs et qui présentent un véritable danger. L'utilisation de la nourriture sous cette forme peut, elle, entraîner des troubles

a. Dans le cas où votre médecin vous aurait prescrit des anxiolytiques, n'arrêtez pas le traitement sans en discuter avec lui.

du comportement alimentaire. Bref, l'impact sur la santé n'est absolument pas négligeable.

## Piège n° 2 :
## Quand la pensée positive tourne à l'automanipulation toxique

« Tu es trop susceptible, fais un effort. »

« Tu prends les choses trop à cœur, ce n'est pas si grave. »

« Arrête de t'apitoyer sur ton sort, cela pourrait être tellement pire. »

Dans le monologue intérieur des adeptes de la pensée positive à tout prix, ces phrases sont assez récurrentes. La moindre idée noire est balayée sous le tapis, à l'abri des regards, et surtout du nôtre. Nombreux sont ceux qui réussissent à se convaincre que ce qu'ils ressentent est exagéré, voire complètement erroné. C'est d'ailleurs souvent le seul moyen qu'ils ont de tenir dans ces moments compliqués. Admettre que l'on ne va pas si bien que cela serait prendre le risque de s'effondrer. Et, parfois, nous n'en avons ni la possibilité (d'autres comptent sur nous) ni la capacité – en tout cas, c'est ce que nous pensons. Derrière cette crainte de se laisser aller est tapie la peur lancinante de ne pas vraiment savoir comment se relever.

Ce mécanisme de défense peut entraîner deux résultats différents. Dans le premier cas, on réussit à se convaincre et à repousser l'émotion négative. Automanipulation réussie – sur le moment. Dans le second cas, des études montrent que, si l'on se répète des affirmations positives auxquelles on ne croit pas réellement, on finit par se sentir bien plus mal qu'au départ[1]. C'est le retour de notre petite voix, notre critique interne, qui peut s'en donner à cœur joie.

Encore une fois, il n'est pas question de dire que toute tentative pour voir les choses du bon côté est néfaste. C'est loin d'être le cas. Ce qui pose problème, c'est l'utilisation de ce mécanisme comme une réponse automatique à toute émotion difficile.

Ces deux pièges sont des stratégies assez courantes. Leur inconvénient réside également dans le fait qu'ils forcent le refoulement des émotions. Sauf que celles-ci ne disparaissent pas comme par magie. Le corps fournit un gros effort pour les étouffer. En découlent des tensions, du stress… au minimum. Sans compter à quel point il est difficile de tout garder sous contrôle… Gare à l'explosion !

Autre complication : le cerveau n'est pas programmé pour oublier sur commande. Si je vous disais, là, maintenant, de ne surtout pas penser à un chat roux, combien d'entre vous auraient immédiatement l'image d'une boule de poils orange dans la tête ? Se forcer à mettre de côté ce que l'on ressent est la quasi-assurance d'amplifier ces émotions et de les faire durer encore plus longtemps.

Enfin, étant donné que jusqu'ici j'ai surtout parlé de sentiments douloureux et négatifs, il est important de faire un petit détour par ceux qui sont censés être plus agréables, mais qui subissent le même sort que les autres. Lorsque vous apprenez une bonne nouvelle, réussissez-vous réellement à ressentir de la joie, de la fierté ? Ou intellectualisez-vous ce qui est en train de se passer, vous promettez-vous de fêter cela quand vous aurez plus de temps ? Engourdir les sensations pénibles donne le ton à votre cerveau et devient votre manière de gérer les événements en général. Vous rappelez-vous la dernière fois que vous avez éprouvé un véritable et profond sentiment de plaisir ?

Alors, que faire ? Comment sortir de ces cercles vicieux ? Même si vous n'êtes pas prisonnier de l'un d'entre eux, comment mieux réguler ces émotions tellement nombreuses lorsqu'on aide un proche ? Il faut dire que, malheureusement, personne ne nous a vraiment appris à accepter, ressentir, gérer nos émotions. Ce n'est pas une matière qui s'enseigne à l'école. Et pourtant, c'est une compétence sacrément importante à développer. Je vais donc faire de mon mieux pour vous transmettre les bases qui vous permettront de mettre en place vos propres stratégies.

## La méthode pour apprendre à vivre (avec) ses émotions

### *1re étape : Donnez-vous la permission*

Je vois d'ici votre froncement de sourcils. « Qu'est-ce qu'elle veut dire ? »

Cela signifie que, pour apprendre à mieux gérer vos émotions, vous devez vous autoriser à accepter ce qui les cause, et pas seulement les événements superficiels. C'est effrayant. Cela ne demande pas un simple claquement de doigts. Ouvrir enfin les vannes, c'est risquer de prendre en plein visage la réalité, celle que l'on cherche à mettre de côté pour tenir le coup. Il y a une véritable différence entre « savoir » quelque chose et en prendre réellement conscience. Vous connaissez le pronostic annoncé à votre proche, vous êtes souvent devenu un expert de sa maladie, de son handicap. Ce sont des faits. Mais, parfois, réaliser ce que cela signifie vraiment prend beaucoup plus de temps. Et peut vous donner l'impression d'une gifle, brusque, violente. C'est ce que j'ai décrit dans la préface de mon livre *Être présent pour ses parents*[2] en parlant du moment où, en me rendant comme souvent sur la tombe de mes grands-parents, située à droite du caveau familial, j'avais été percutée par une sensation nouvelle et désagréable :

> Et pour la première fois, ma tête se tourne vers la pierre de gauche. Vierge. Et j'ai compris. Ce n'était pas une information nouvelle, mais pourtant c'est ce matin-là que j'ai compris. Un jour, plus tôt que je ne le voudrais, elle sera couverte des noms de mes parents. [...] Je comprenais ce qui polluait ma tête. M'empêchait d'avancer. La peur. Terrible. De la mort. De la leur surtout. Que ce n'était plus une hypothèse vague, mais une certitude.

Je sais que beaucoup d'entre vous refusent de craquer. Vous ne pouvez pas, et surtout, parfois, vous avez peur que cela ne s'arrête plus. C'est possible. Mais tout ce que vous gardez en vous s'empile, s'entasse, jusqu'à ce qu'un jour il n'y ait plus de place pour ne serait-ce qu'une goutte de plus, de tristesse ou de bonheur. Passé un certain point, le corps ne fait plus vraiment la différence.

Nous allons avancer petit à petit, un pas après l'autre, une émotion à la fois. Pour commencer, il faudra trouver un moment seul, au calme. Avec un peu de temps devant vous. Je sais que ce n'est pas forcément simple à dénicher dans votre emploi du temps. Mais cela en vaut la peine.

C'est qu'elles sont traîtresses, ces émotions. Elles peuvent nous emporter là où l'on n'avait pas prévu d'aller. Une colère immense et soudaine envers cette famille bruyante, au parc, qui vous empêche de vous reposer quelques instants peut n'être que la porte d'entrée déguisée d'une tristesse intolérable provoquée par la vue de cette vieille dame qui joue avec sa fille et son petit-fils, par l'écoute de ces éclats de rire assourdissants qui ne font que renforcer le silence de l'oubli dans lequel s'est murée votre propre mère depuis son diagnostic d'Alzheimer il y a quelques années. Cette réalisation déchirante que rien ne sera plus comme avant ni comme vous l'aviez imaginé.

Une jalousie intense qui souvent vous fait honte quand vos amis vous racontent leurs vacances alors que vous avez passé votre temps libre à l'hôpital ou à la maison de retraite, et qui étouffe en réalité un sentiment d'injustice tellement puissant que si vous le laissiez pleinement s'exprimer, il vous retournerait l'estomac. C'est pourtant ce que nous allons essayer de faire ensemble.

### 2e étape : Trouver les mots

Lorsqu'on nous demande comment nous allons, nous avons du mal à dépasser une description assez basique de notre état : joie, tristesse, peur, mal-être, colère, surprise. C'est un début. Mais c'est loin d'être assez. Il est primordial de réussir à nommer correctement ce que nous ressentons. Cela peut vous paraître très simple, et pourtant c'est un outil puissant pour nous aider à traverser des moments compliqués. Plus vous réussissez à être précis dans la manière dont vous différenciez vos émotions, plus votre cerveau a d'options pour comprendre et analyser ce qui est en train de se passer[3]. Je vais vous présenter un instrument très utile lorsqu'on commence à vouloir les apprivoiser. Cela s'appelle la roue des émotions. Elle a été inventée en 1982.

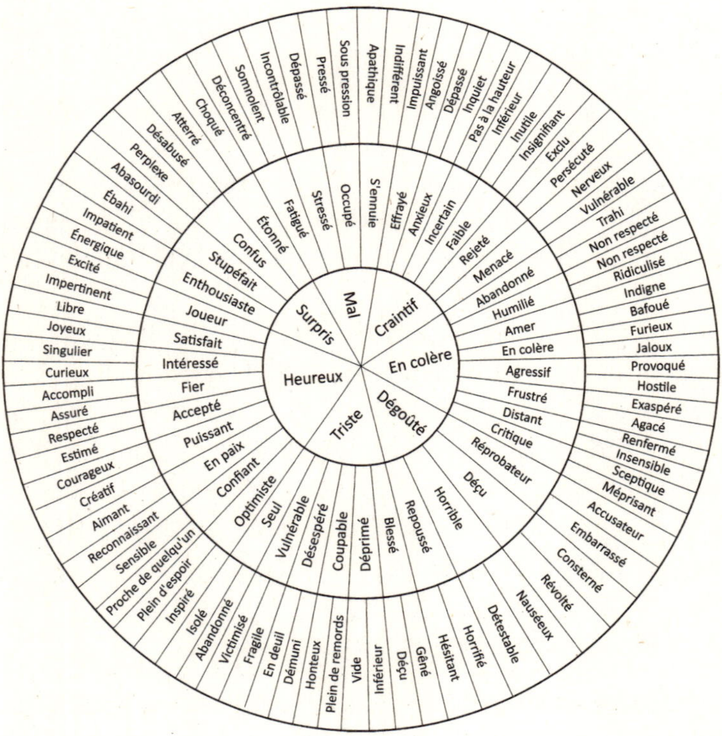


Image 1 : La roue des émotions
(basée sur les travaux du Dr Gloria Willcox, 1982)

### À vous de jouer !

Dans un premier temps, j'aimerais que vous vous concentriez sur l'instant présent. Prenez les sept émotions principales, celles qui se trouvent au centre de la roue. Laquelle représente le mieux ce que vous ressentez ?

Une fois la première catégorie choisie, passez à l'étage suivant. Continuez ainsi jusqu'à obtenir un ou plusieurs adjectifs qui décrivent votre état.

Laissez-vous guider. Peut-être aurez-vous envie de revenir en arrière, de changer de ligne. Peut-être douterez-vous. Soyez précis. Vous pouvez tout à fait aller au-delà de cet outil. La langue française ne manque pas de vocabulaire, le dictionnaire est votre seule limite ! Il est également fréquent de ressentir plusieurs émotions à la fois.

N'hésitez pas à écrire votre réponse directement sur le livre et à noter tout ce qui vous passe par la tête, votre cheminement de réflexion :

Aujourd'hui, je me sens…

Au début, il est possible que vous vous sentiez ridicule, mais on s'en fiche. Sortez de ce schéma de critique permanente. Vous avez décidé de commencer à vous occuper de vous : soyez-en fier. Même si je me doute que, pour l'instant, ces mots ne résonnent pas encore vraiment en vous. Un pas à la fois.

## 3e étape : Écouter votre corps

L'aide apportée à un proche, le travail, la fatigue, le tourbillon du quotidien : tout cela nous conduit à nous déconnecter de nos sensations physiques. Et pourtant, chaque émotion provoque des réactions particulières. Nous ne sommes simplement plus habitués à en tenir compte. Parmi celles que vous avez décrites dans l'exercice précédent, choisissez-en une, d'abord, à approfondir. Prenez le temps de vous laisser envahir. Qu'est-ce qu'elle crée chez vous ? Une boule au creux du ventre, la gorge serrée ? Des battements de cœur plus rapides ? Des tensions musculaires ? Une sensation de chaleur au niveau du visage ? Est-ce que cela vous coupe l'appétit ? Vous sentez-vous léthargique ? Ou, à l'inverse, électrique ? Avez-vous envie de pleurer, de rire, de frapper ?

Explorez tout doucement chaque centimètre de votre corps. Laissez-vous submerger par cette émotion. Elle a une histoire à vous raconter. Écoutez-la. Elle commencera par la murmurer, il faudra tendre l'oreille. Avec l'habitude, vous l'entendrez plus facilement. Cela peut être inconfortable, mais c'est un passage important pour la digérer, la laisser avancer, puis partir. N'hésitez pas à faire des allers et retours entre les mots et les sensations. Faites attention à votre respiration. Est-elle profonde, longue, ou au contraire courte, saccadée ?

Au fur et à mesure, à force de travailler à prendre conscience de vos émotions, vous serez de plus en plus à l'aise pour les nommer, les ressentir, les reconnaître.

Parfois, c'est même un indice livré par votre corps qui vous permettra, avec de l'entraînement, de mettre le doigt sur le sentiment précis qui cherche à s'exprimer.

Aidez-vous des questions ci-dessous si vous le souhaitez :

J'ai ressenti cette émotion ________________
Elle a provoqué cette (ces) réaction(s)____________
______________________________________
______________________________________

Les premiers signes d'inconfort que j'ai perçus étaient
______________________________________

Au moment où je les ai constatés, j'avais cette pensée
______________________________________

### 4e étape : Développer des stratégies pour s'apaiser

Une fois que vous vous êtes autorisé à vous reconnecter à vos sensations et à laisser vivre l'émotion, il existe de nombreux moyens de vous soulager. Certains seront efficaces pour vous, d'autres non. Chacun a sa propre expérience et manière de réagir. Je vais vous en exposer quelques-unes que vous pourrez vous approprier et qui vous serviront de base pour développer les vôtres.

Comme l'explique le Dr Julie Smith dans son livre *Pourquoi personne ne m'en a parlé avant ?*[4], il s'agit avant tout d'indiquer à notre cerveau qu'il n'y a pas de danger, malgré l'intensité de ce que nous ressentons sur le moment. Sauf qu'il n'écoute pas directement ce qu'on lui dit avec des mots ; il va plutôt chercher cette information à d'autres endroits, comme le niveau de notre rythme cardiaque, notre respiration, nos tensions musculaires… Cela explique que les méthodes qui fonctionnent en général le mieux sont celles qui jouent sur la relaxation du corps, à l'image du bain chaud.

Il existe cependant de nombreuses possibilités de faire passer le même message. Je sais que, me concernant, caresser mon chat pendant quelques minutes ou écouter de la musique sont tout aussi efficaces. Danser sur Taylor Swift au milieu de mon salon marche également très bien.

Le Dr Smith propose, elle, une méthode basée sur la thérapie dialectique comportementale. Elle consiste à se créer une boîte remplie d'objets qui nous apaiseront lorsque nous en aurons besoin. Il faut la préparer à l'avance, à un moment où l'on se sent bien. Vous pouvez y mettre tout ce que vous souhaitez : un parfum qui a une signification pour vous, des photos, un message vous rappelant d'appeler l'un de vos proches… Je ne peux que vous encourager à essayer différentes méthodes pour voir ce qui est le plus efficace pour vous apaiser.

J'ai essayé ____________________ et cela ne m'a pas détendu
J'ai tenté ____________________ et je me sens mieux

Expérimentez !
Que mettriez-vous dans la boîte ?

______________________________________________

______________________________________________

Toutes ces étapes et techniques constituent avant tout un cercle vertueux qui vous aidera à mieux vous connaître, vous comprendre, à apprendre doucement à lâcher prise vis-à-vis des émotions, qu'elles soient négatives ou positives, et surtout qui se renforcera avec le temps et la pratique.

# 3

# Le stress

S'il y a bien un terme qui ne vous est pas inconnu, c'est celui-ci.

D'ailleurs, si je vous dis « stress », quelle est la première pensée qui vous vient ?

Un dossier compliqué ? Une aide financière que vous n'arrivez pas à obtenir malgré les allers et retours administratifs incessants ? L'état de santé de votre proche ?

C'est là qu'il existe une distinction très importante à réaliser.

Le « stress » est bien différent des facteurs de stress, ou « stresseurs ». Certains stresseurs sont extérieurs à vous (votre emploi, la situation de votre proche…) ; d'autres sont internes (la manière dont vous pouvez vous autocritiquer, les biais cognitifs ou encore les pensées intrusives).

Dans ce chapitre, j'aimerais commencer par aborder avec vous les mécanismes du stress et la raison pour laquelle faire la distinction évoquée ci-dessus joue énormément dans la manière dont vous pouvez agir pour vous sentir mieux au quotidien.

## Qu'est-ce que le stress ?

Le stress est une réaction neurologique et physiologique tout à fait normale de votre corps face à ce qu'il considère comme un danger. Je vais tenter d'illustrer ce processus par l'absurde.

Imaginons que, alors que vous êtes en train de manger tranquillement, vous vous retrouviez face à un inconnu armé d'un couteau qui exprime très clairement l'intention de vous assassiner. Dans un roman, l'image qui conviendrait pour décrire la réaction de votre organisme serait : « Son sang n'a fait qu'un tour. » Bien qu'elle soit un peu romancée, son fond est réel. Elle est dérivée de l'expression « tourner les sangs », qui, dans les années 1970, désignait une augmentation rapide du rythme cardiaque accélérant le cycle du sang, c'est-à-dire sa circulation vers les organes pour distribuer de l'oxygène, puis son retour vers le cœur et les poumons (afin d'en récupérer). Car oui, lorsque votre cerveau perçoit une menace, quelle qu'elle soit (un assassin ou un serpent), sa première réponse est, via l'adrénaline, de faire en sorte que votre rythme cardiaque s'emballe, que votre tension augmente, afin d'apporter du sang à vos muscles, qui se contractent pour vous préparer à courir. C'est justement ce que vous faites dans notre situation hypothétique. Vous êtes en état de vigilance, d'alerte ; toute votre attention est concentrée sur ce qui est en train de se passer. Vos sens sont décuplés. D'après le syndrome général d'adaptation découvert en 1935 par Hans Selye, c'est la *phase d'alarme*.

L'assassin vous poursuit, vous le sentez derrière vous. Votre organisme vous aide à tenir la distance à grands renforts de glucocorticoïdes, et les endorphines vous permettent d'ignorer l'inconfort physique du moment. Votre cerveau se focalise sur les souvenirs qui peuvent vous aider à survivre, comme votre bonne connaissance du chemin que vous êtes en train d'emprunter. Le corps étant remarquablement bien fait, tout ce qui n'est pas utile à votre survie immédiate – digérer ce que vous étiez en train de manger avant que l'intrus ne fasse son apparition, lutter contre les infections, réparer vos tissus ou encore vous reproduire – passe au second plan. Votre énergie physique et mentale se concentre exclusivement sur votre fuite. C'est la *phase de résistance*.

N'écrivant pas un roman policier, je vais simplifier la suite. Vous atteignez un commissariat, les policiers sortent et arrêtent le méchant, vous êtes maintenant à l'abri. Un sentiment intense de soulagement vous envahit. Quel bonheur d'être vivant !

Sans votre incroyable capacité d'adaptation et le mécanisme du stress, vous auriez sûrement été découpé en rondelles. Le stress en soi est non seulement loin d'être mauvais, mais il est notre assurance-vie.

Cependant, dans notre quotidien, deux problèmes peuvent surgir.

Reprenons notre exemple pour mieux les comprendre.

L'assassin vient de faire son apparition ; vous lâchez vos couverts et partez en courant. Mais, au bout de quelques minutes, vous l'entendez chuter lourdement au sol. En vous retournant furtivement, vous réalisez qu'il est étendu par terre, immobile. Pour que je puisse arriver là où je souhaite en venir, nous allons décider, à la manière d'une série américaine, que vous pouvez immédiatement déterminer qu'il est décédé. Techniquement, la menace vient de disparaître. Retrouvez-vous pour autant votre calme en quelques secondes ? Certainement pas. Vous êtes essoufflé, votre cœur bat encore la chamade, vos sens sont toujours en alerte maximale. Votre cerveau sait que le facteur de stress qu'était l'assassin n'est plus là, mais votre corps l'ignore ; il cherche toujours à fuir. Le langage est différent.

C'est un problème que l'on rencontre très fréquemment dans la vie de tous les jours (je ne parle pas de l'assassin, heureusement, mais du décalage entre la disparition d'un stresseur et l'arrêt de la réaction de stress). Cet exemple est valable de la même manière avec les menaces physiques – du meurtrier à l'araignée dans la baignoire en passant par l'accident – qu'avec les situations ou personnes courantes que votre corps interprète comme des dangers – le retard au travail pour avoir accompagné votre mari à l'hôpital, l'aide financière qui vous a été refusée encore une fois parce qu'il manquait un énième document… Dans la majorité des cas, votre cerveau comprend que le danger a été géré, mais votre corps, non. On parle du cycle du stress inachevé.

Cela mène au second problème, extrêmement fréquent : le stress chronique. Car lorsqu'une circonstance stressante dure trop longtemps, nous atteignons la *phase d'épuisement.*

Quand les moments qui génèrent du stress se multiplient, mais que le cycle reste incomplet, les jours, les semaines, les mois passent, et le corps demeure dans un état de stress quasi perpétuel. Ce pour quoi il n'est absolument pas conçu.

## L'impact du stress chronique sur la santé

Maintenant que vous savez comment le stress aigu agit, ses effets négatifs sont simples à comprendre. On retrouve une augmentation des risques :

— de maladies cardio-vasculaires, et notamment d'hypertension artérielle, d'accidents vasculaires cérébraux et de crise cardiaque. Une étude de longue durée publiée dans la revue *Lancet* a d'ailleurs montré un lien entre le stress au travail et l'augmentation du risque de maladies coronariennes[1] ;

— de troubles du sommeil, et plus particulièrement d'insomnie et de perturbation du cycle du sommeil[2] ;

— de troubles de l'humeur, comme la dépression et l'anxiété[3] ;

— de problèmes gastro-intestinaux tels que le syndrome de l'intestin irritable[4] ;

— d'un affaiblissement du système immunitaire rendant les individus plus vulnérables aux infections et aux maladies.

La question est donc : comment lutter au maximum contre le stress chronique, alors que vous vivez un quotidien particulièrement compliqué ?

Pour répondre, nous devons revenir au principe du cycle du stress.

## Le cycle du stress

On peut schématiser son déroulement en trois étapes :

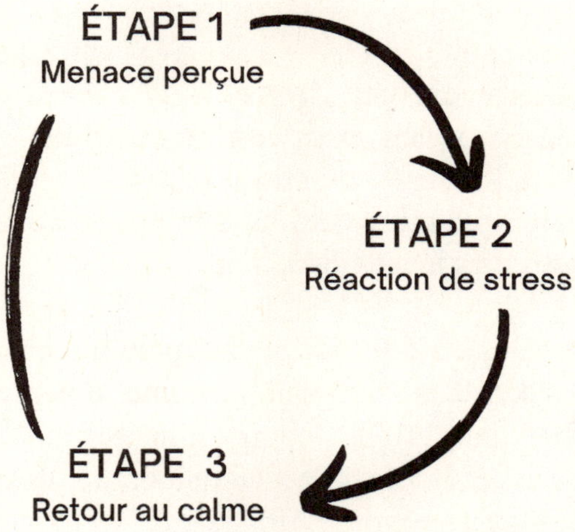


Atteindre la phase 3 signifie que l'on a terminé le cycle : le signe de disparition du péril est envoyé au corps, qui quitte son état d'alerte et peut recommencer à fonctionner normalement. Le souci est que l'on ne peut pas passer directement de la première à la dernière étape. Chaque fois que la boucle débute, le retour au calme nécessite que le cerveau perçoive un signal qui lui dise clairement que le danger est passé. C'est quelque chose que nous ne faisons que peu souvent et qui entraîne cet état de vigilance quasi permanent dans lequel vous vous reconnaîtrez peut-être. Emily et Amelia Nagoski, deux scientifiques, l'expliquent très bien dans leur ouvrage *Pourquoi les femmes font des burn out*[5].

Alors, comment faire passer le message à son organisme lorsque le quotidien ressemble à une partie de

Jenga (vous savez, ce jeu où l'on empile des briques que l'on retire une à une jusqu'à ce que l'un des participants fasse s'écrouler la tour) dans laquelle on est toujours à deux doigts de l'effondrement ?

## Achevez le cycle du stress et développez vos propres stratégies

La première solution consiste à reproduire exactement ce que votre corps attend de vous.

*Courir.* Ou, en tout cas, faire monter votre cardio. Nager, danser dans votre salon, monter des escaliers… Tout est bon pour lui faire comprendre que vous avez fui la menace avec succès. C'est la manière la plus efficace de terminer votre réponse au stress[6].

Mais il y en a d'autres. Tout repose encore une fois sur le fait de communiquer dans un langage que notre corps comprend. Il faut donc lui montrer que nous sommes en sécurité, et, pour cela, contrebalancer les effets du stress : diminuer son rythme cardiaque, libérer des hormones qui vont nous calmer… À vous de tester ces différentes méthodes, de voir celles qui fonctionnent le mieux sur vous. Ce que vous avez appris au chapitre 2 vous sera également utile ici : écoutez attentivement ce que vous dit votre organisme, prenez conscience de vos sensations.

*Rire.* Ses bénéfices vont bien au-delà de la réduction du stress, et il est un des meilleurs moyens d'achever le cycle, pour de nombreuses raisons : tout d'abord, il entraîne une stabilisation du rythme cardiaque et diminue la pression artérielle[7]. Mais ce n'est pas tout. Il déclenche aussi la libération d'endorphines, les hormones du bien-être, qui agissent comme des antalgiques naturels, aident à améliorer l'humeur et peuvent également contribuer à réduire les niveaux de cortisol, l'hormone du stress. Rire a en outre un effet bénéfique sur notre sommeil, notre digestion, notre énergie sexuelle, en dissipant les tensions, les inhibitions. Toutes les situations ne se prêtent pas à l'amusement, mais même un ricanement nerveux au départ peut se transformer en une franche rigolade et vous détendre. Cela ne vaut-il pas le coup d'essayer ?

*Pleurer*. Fondre en larmes est un bon moyen de terminer le cycle. D'ailleurs, dans notre exemple avec l'assassin, le stress était tellement fort que, une fois au commissariat, et malgré l'activité physique, il y a de fortes chances que des pleurs aient suivi. Parfois, plusieurs actions sont nécessaires, selon l'intensité de la crise. Pourquoi les larmes sont-elles efficaces ? Parce que, lorsque nous pleurons, notre corps libère des hormones comme l'ocytocine et les endorphines, qui ont des effets calmants et analgésiques[8]. N'ayez jamais honte de pleurer : c'est un trop-plein d'énergie qui devait sortir de toute manière pour vous permettre de vous sentir mieux !

*Le froid*. Qu'il s'agisse d'eau froide ou carrément d'un glaçon, l'application de quelque chose de frais sur le visage déclenche le réflexe physiologique dit de plongée. Celui-ci provoque une réponse parasympathique associée à la relaxation et à la diminution des niveaux de stress et qui peut entraîner une diminution de la fréquence cardiaque (bradycardie) ainsi que de la tension artérielle, ce qui, nous l'avons vu, est un bon moyen de se calmer rapidement.

*Techniques d'ancrage*. Mais de quoi s'agit-il donc ? De plusieurs méthodes dont l'origine remonte aux travaux de Pavlov, célèbre pour avoir déclenché la salivation réflexe chez des chiens.

Les retombées de cette expérience allèrent bien au-delà de la création d'une méthode de conditionnement, car elle prouva qu'il était possible de provoquer une réaction physique naturelle (la salivation) autrement que par une perception des sens (la vue et l'odeur de la nourriture dans le cas du chien). Cela signifie que l'être humain est capable de modifier ses ressentis internes en agissant sur son environnement immédiat. Dans notre cas, en se concentrant sur le moment présent et en pratiquant des techniques de respiration profonde, l'ancrage peut aider à la relaxation et à la diminution du stress[9]. Il existe toutes sortes d'exercices pour s'y entraîner. La technique 5-4-3-2-1 en est un. Elle se base sur les cinq sens. Regardez autour de vous et repérez cinq objets que vous nommerez, puis quatre sons que vous entendez, suivis de trois éléments que vous touchez, de deux dont vous sentez l'odeur, et enfin d'une chose que vous pouvez goûter. L'idée derrière ce procédé est de montrer doucement à votre cerveau que vous êtes dans un environnement sécurisé, pour qu'il puisse se tranquilliser.

*Passer un peu de temps avec quelqu'un que vous aimez*. Cela vous semble peut-être évident, mais vous serez surpris d'apprendre qu'il y a une réelle explication scientifique derrière tout cela ! L'ocytocine, souvent appelée « hormone de l'amour » ou « hormone du lien social », est libérée lorsque nous sommes en contact étroit avec des personnes que nous aimons, comme lors d'étreintes, de caresses ou de moments de soutien émotionnel. Elle a un effet calmant sur le système nerveux[10].

Vous l'aurez compris, il existe de nombreux moyens d'achever le cycle du stress. Et cela n'a rien à voir avec le fait de se débarrasser des facteurs de stress chronique. Gardez cependant en tête que, si vous êtes dans cet état d'hypervigilance permanente depuis longtemps, un seul de ces exercices ne suffira pas. Vous devrez prendre l'habitude de repérer tous les moments de stress et décider consciemment d'aller au bout de la réaction. Les effets se feront sentir petit à petit ; ils vous aideront à vous sentir plus fort, plus serein au quotidien, pour affronter toutes les épreuves qui se dresseront sur votre chemin.

## Le cas particulier de l'événement traumatisant

Certains moments de la vie dépassent tout ce que vous avez pu lire sur le stress. Dans un film, ce sont ceux qui se déroulent au ralenti, afin que le spectateur saisisse la gravité de ce qui est en train de se produire. Ce coup de fil venant du numéro de votre père, avec une voix inconnue qui vous demande de venir sans tarder à l'hôpital le plus proche. Jamais vous ne vous étiez levé aussi rapidement de votre chaise. Le souffle coupé, la poitrine prête à exploser. Vous conduisez aussi vite que possible. Dans la voiture, votre esprit oscille entre une tempête de possibilités, toutes plus graves les unes que les autres, et un silence profond comme seule une réelle panique sait en provoquer. Vous vous garez, vous ne savez plus très bien où. D'ailleurs, les minutes suivantes s'écouleront dans un brouillard de franche terreur, alors que vous courez vers le service des urgences. L'agent d'accueil perçoit votre détresse et appelle sa collègue. L'infirmière vous emmène dans son bureau. La scène se déroule sous vos yeux, vous l'entendez parler, mais cette impression de la regarder de l'extérieur ne vous quitte plus. Les mots s'enchaînent. Crise cardiaque. Le bruit, les lumières. Les médecins font de leur mieux. Il faut attendre. La lumière, les bruits. Ce n'est pas fini. Les minutes passent. En arrière-plan, un patient, ivre, hurle. Votre regard se fixe sur l'horloge. Des bras vous entourent soudainement. Votre frère vient d'arriver. Quelques instants ou quelques heures plus tard – le temps ne veut plus rien dire –, il relâche son étreinte. Vous tremblez à l'unisson. Une bulle de silence pétrifiée dans le vacarme. Un médecin s'approche de vous. Débraillé, l'air bienveillant mais grave. Ils l'ont réanimé. Le transfèrent au bloc. Son état est sérieux, mais il est vivant. L'air entre à nouveau dans vos poumons après ce moment d'apnée.

La journée défile à toute vitesse. Il s'en remettra. La médecine moderne fait parfois ce qui ressemble à des miracles. L'impression de flotter est tenace. Vous sentez les étreintes des membres de la famille qui vous ont rejoint. Voyez les larmes. Vos yeux n'ont jamais été aussi secs. Ce n'est qu'en rentrant chez vous ce soir-là, après avoir refermé doucement la porte, que les pleurs vous prendront par surprise.

Cette journée restera vague dans votre mémoire. Les sensations, elles, seront gravées en vous à jamais. L'intensité du stress qui aura secoué votre existence en quelques heures n'est pas de celles qui disparaissent après quelques exercices. Ces derniers aideront, mais vous aurez besoin de davantage. D'amis, de réconfort. De vous vider la tête. D'indulgence envers vous-même. De temps. Parfois, d'un professionnel. Il n'y a rien de honteux là-dedans. Un événement traumatisant n'est pas à prendre à la légère. Et votre réaction n'est ni une faiblesse ni une folie. Le stress aigu et le stress post-traumatique ne sont pas réservés aux soldats. Les études s'intéressant à ces effets chez les aidants sont de plus en plus nombreuses[11]. Ne vous comparez à personne. Ni aux membres de votre famille ni à vos collègues. Chacun réagit à sa manière, et vous ne savez rien des sanglots bien cachés derrière des portes fermées.

4

# Épuisement ou burn out ?

Épuisement et burn out constituent un risque réel pour les aidants qui travaillent. Ces deux notions pourtant bien différentes sont souvent confondues. La surmédiatisation du mot « burn out » y est pour beaucoup. Elle a banalisé la souffrance de nombreuses personnes. Cette manière d'utiliser le terme à tort et à travers participe à la discréditation des concernés, qui passent pour fragiles ou paresseux.

Soyons clairs d'entrée : souffrir d'épuisement ou faire un burn out n'est ni honteux ni un signe de faiblesse. Nous vivons dans une société qui tente de nous faire croire cela, peut-être parce que la vulnérabilité des autres fait peur, parce qu'elle reflète la nôtre, celle que nous ne voulons surtout pas voir.

Alors, nous préférons reporter la faute sur un individu plutôt que sur une organisation, un système qui devrait, pour évoluer, faire bouger profondément ses croyances et ses habitudes.

Cet aveuglement sélectif – la capacité à percevoir les difficultés personnelles doublée d'une incapacité à prendre le recul nécessaire à l'adaptation – est un fléau qui touche toutes les strates du monde du travail. La vie est une succession d'épreuves. Faudra-t-il vraiment attendre que chacun en traverse une à son tour pour modifier son regard sur l'inéluctable vulnérabilité humaine et sur la folie de n'avoir que les chiffres, la productivité, les horaires pour compas ?

En tant qu'aidant et actif, vous savez bien que nous serons tous un jour aidant ou aidé. Ne laissez ni le regard d'ignorants ni le vôtre vous faire croire qu'être atteint d'épuisement ou faire un burn out signifie que vous êtes quelqu'un de moins fort, de moins résistant que les autres.

Efforçons-nous cependant de mettre les bons mots sur ce que vous êtes peut-être en train de vivre.

Commençons par l'épuisement.

Il existe plusieurs formes d'épuisement, qui peuvent s'additionner chez la même personne.

- *Physique* : caractérisé par une fatigue corporelle extrême, un manque d'énergie, une faiblesse musculaire, il peut résulter d'une activité physique intense, d'un manque de sommeil, d'une mauvaise alimentation ou encore de diverses maladies.
- *Mental* : se manifestant par une difficulté à se concentrer, à prendre des décisions, à se souvenir des choses et à penser de manière claire, il peut être causé par un stress prolongé, une surcharge de travail, un manque de sommeil…
- *Émotionnel* : réponse à un stress émotionnel prolongé ou chronique, et souvent associé à des environnements de travail ou à des situations de vie complexes qui demandent un niveau élevé d'engagement émotionnel, il peut entraîner une diminution

de la capacité à ressentir et à gérer les émotions, ainsi que des sentiments de détachement ou de cynisme.

S'occuper d'un proche de manière régulière est une situation à haut risque d'épuisement. Ce constat est valable que l'on accompagne son conjoint[1], un parent âgé (atteint par exemple de démence[2]) ou un enfant[3].

Michael décrit très bien le glissement, la progression qu'il a vécus, et les mécanismes qui nous poussent jusque-là.

Malgré les heures et la mobilisation, physique autant que mentale, dans notre situation d'aidant, on continue d'avancer. Encore et encore, certes fatigué, mais pas encore complètement cramé. On s'enfonce la tête dans le guidon de la vie, ses turpitudes et autres tuiles qui peuvent tomber sans crier gare, modifiant instantanément nos ordres de priorité.

Cette douleur dans le fessier ? Pas bien grave, j'arrive encore à marcher. Ce vague à l'âme que l'on met de côté chaque matin, peu importe la qualité de la nuit précédente… On se lève quand même et on s'habille pour attaquer tout ce qui nous attend. La perte de nos repères dits de « bien-être », l'ignorance de ces multiples petits signes qui te disent de lever le pied. L'oubli de relever la tête de temps en temps et de prendre du recul. La perte de la lucidité dans l'effort.

Le réveil sonne ; sans même complètement ouvrir les yeux, se jeter du lit, littéralement. Parce qu'après tout, il n'y a pas le choix. Personne ne le fera pour vous ou à votre place.

Passer en mode automatique pour mieux s'enfoncer dans le déni de l'effondrement de notre santé.

Tenir la ligne coûte que coûte, faire face, tenir bon, garder le sourire. Encore et encore. S'apercevoir que, malgré tout ce que l'on prend sur soi, dans la figure, dans le moral, on se découvre de nouveaux trésors de patience, de compréhension, d'empathie, et faire encore un pas de plus. Encore un, rien qu'un.

Le burn out partage bien sûr quelques caractéristiques avec l'épuisement, mais il s'en distingue nettement sur d'autres plans.

Mis en évidence dans les années 1970 par le psychologue Herbert Freudenberger, il porte un nom anglais qui signifie littéralement « se consumer, s'éteindre ». On l'a traduit de manière simpliste en français par « syndrome d'épuisement professionnel », quand l'image correspondrait bien plus en réalité à un feu qui réduit en cendres. Longtemps consacrée uniquement au monde du travail, la recherche s'étend depuis quelques années à la sphère privée.

Le burn out recouvre trois critères distincts[4] :

- l'épuisement émotionnel
- la dépersonnalisation (qui consiste en une disparition de l'empathie, du souci d'autrui et de la compassion)
- la réduction du sentiment d'accomplissement personnel, soit une impression de futilité incontrôlable, l'idée qu'aucune de vos actions ne fait de différence. La personne atteinte doute de ses propres compétences et se désinvestit peu à peu de sa tâche ; on observe une diminution de l'estime de soi[5].

Ce sont ces deux dernières dimensions qui distinguent réellement le burn out de l'épuisement.

Le burn out est une déflagration du quotidien. Un seul événement ne suffit pas à mettre le feu aux poudres ; c'est un enchevêtrement de faits, de facteurs, qui cumulent leurs effets jusqu'à l'effondrement.

Si j'ai insisté sur la différence entre ces deux termes, c'est parce que, pour vous permettre d'être accompagné et soutenu au mieux, il est primordial de mettre les bons mots sur ce que vous vivez, les émotions que vous éprouvez ou les symptômes qui se manifestent en vous. On ne peut pas soigner ni même prévenir une sensation, une approximation. Et même si poser un diagnostic est la tâche du médecin, identifier ce que vous traversez vous fera gagner du temps, de la clarté, facilitera votre prise en charge et la mise en place rapide de petits gestes pour améliorer votre quotidien et votre santé.

# 5

# Petits pas, grandes victoires : ces gestes du quotidien qui vous aideront à tenir le coup

Lorsqu'il s'agit de trouver les mots pour encourager quelqu'un qui traverse une épreuve et qui est lancé à corps perdu dans un quotidien épuisant, les métaphores sportives sont reines. Toujours plus vite, toujours plus loin.

Je n'ai jamais vraiment apprécié ces phrases, en particulier dans le contexte qui est le vôtre. Il n'y a aucune performance à réaliser, ni en termes de distance ni en termes de temps. Il s'agit avant tout de vous aider à accomplir ce que vous souhaitez faire, à traverser ces moments compliqués sans y laisser (trop) de plumes. Et, pour cela, l'important n'est pas la vitesse, mais la solidité.

Une image me vient systématiquement à l'esprit, tirée du conte des *Trois Petits Cochons*, que j'aime beaucoup[1].

Trois petits cochons, quittant leurs parents, doivent chacun construire une maison pour se protéger du grand méchant loup. Le premier la fabrique en paille, le deuxième en bois, le troisième en briques, et il ajoute même une cheminée. Lorsque le loup approche et décide de dévorer les petits, il doit d'abord détruire leurs constructions. Celle de paille s'effondre au premier souffle, celle de bois suit immédiatement après. Heureusement, leurs occupants ont le temps de se réfugier dans celle de briques, qui, elle, résiste à tous les assauts. Mieux, lorsque le loup tente à nouveau sa chance quelques jours plus tard, repérant la cheminée, une stratégie est vite mise en place par les ingénieux animaux, qui allument un feu et éloignent ainsi l'affreux carnivore.

La beauté des contes est qu'il y a toujours des leçons à en tirer, que l'on oublie un peu trop vite une fois adulte. Ce qui a protégé les petits cochons dans cette histoire, ce n'est ni leur nombre ni leur volonté, mais la solidité de la fondation de la maison en briques. Et, une fois à l'abri, il leur a été possible de réfléchir et de trouver un moyen de repousser une seconde attaque. Je pense que vous commencez à voir pourquoi j'ai décidé de vous parler de ce conte au milieu de mon livre.

Le corps humain (et, par extension, l'esprit) fonctionne de la même manière.

Des bases solides permettent de traverser des épreuves complexes. Le problème ? Notre réflexe dans ces moments-là est quasiment toujours de faire sauter les briques les unes après les autres, plutôt que d'en rajouter et de renforcer celles que nous avons déjà. La bonne nouvelle ? Peu importe que vous vous sentiez fait de paille, de bois, ou que vous ayez l'impression que rien ne pourra faire la différence : c'est faux. Notre organisme réagit rapidement, et les améliorations se font vite sentir. C'est tout l'objectif de ce chapitre : vous donner bases fondamentales, éléments incontournables, réflexes et outils à mettre en place pour résister et développer vos propres stratégies.

## Les fondations indispensables

Commençons par un quatuor bien connu, et pourtant souvent mis de côté quand le quotidien s'accélère. Je veux parler du sommeil, du mouvement, de l'alimentation et de la gestion du stress. Nous ne reviendrons pas en détail sur ce dernier, qui a fait l'objet d'un chapitre précédent.

### *Le sommeil*

Il y a beaucoup de sujets qui font débat entre les scientifiques, mais le sommeil n'en est clairement pas un. Dormir est plus qu'important, c'est vital. Je trouve absolument inconcevable qu'aujourd'hui beaucoup voient d'un mauvais œil ceux qui font de leur mieux pour atteindre leur quota nécessaire. Comme si ces personnes étaient paresseuses, profitaient moins de la vie, travaillaient moins ou étaient moins performantes.

Soyons très clairs : cette culture est ridicule, ignorante, infondée et contre-productive.

Rester éveillé jusqu'à pas d'heure pour travailler dans le but de compenser ce que vous pensez devoir à votre employeur parce que vous avez passé du temps à prendre soin de votre proche n'a absolument aucun sens. Vous vous enfermez dans un cercle vicieux : moins de sommeil signifie moins de concentration, plus d'anxiété, plus de difficultés à gérer le stress et la charge de travail, ce qui en retour ne fait que renforcer votre sentiment de culpabilité et vous pousse à reculer encore plus l'heure du coucher pour avancer sur vos dossiers. Ce n'est qu'une manifestation parmi tant d'autres de l'erreur que nous commettons quand nous comptons sur la diminution du temps de sommeil pour être plus efficace.

Lorsque j'étais en première année de médecine et que je préparais ce concours tant redouté par les étudiants, on m'a donné l'un des meilleurs conseils que j'aie jamais reçus. Quelqu'un m'a dit : « Dors. Les autres travailleront nuit et jour, se reposeront quatre ou cinq heures par nuit. Toi, garde tes huit heures. Les quelques jours précédant les épreuves, augmente encore ton quota, à neuf ou dix heures. Tes concurrents auront certes passé beaucoup plus de temps que toi à réviser, mais toi, tu auras été bien plus concentrée, efficace, moins stressée. » Il avait raison. Je n'ai plus jamais transigé sur le sujet.

Le manque de sommeil a un impact considérable sur la santé. On constate une augmentation des risques :

- *de maladies cardio-vasculaires* et particulièrement d'hypertension, d'infarctus du myocarde et d'insuffisance cardiaque. Une méta-analyse (c'est-à-dire une étude qui regroupe et analyse toutes les publications sur un sujet) a d'ailleurs révélé que les personnes qui dorment moins de cinq à sept heures par nuit ont un risque augmenté de 45 % de pathologie coronarienne[2] ;
- *d'obésité*[3] *et de diabète de type 2*, avec notamment ce chiffre impressionnant, tiré d'une autre méta-analyse, selon lequel les personnes qui dorment moins de cinq ou six heures par nuit ont un risque augmenté de 28 % de développer un diabète de type 2[4] ;

- *de troubles de la santé mentale*, principalement de dépression[5], d'anxiété et de troubles de l'humeur[6] ;
- *d'affaiblissement du système immunitaire*, car le sommeil joue un rôle crucial dans son fonctionnement. Une étude a par exemple montré que les personnes qui dorment moins de sept heures par nuit sont presque trois fois plus susceptibles de développer un rhume que celles qui dorment huit heures ou plus[7].

Le problème est que, si ces conséquences sont bien documentées, les troubles du sommeil comme l'insomnie peuvent également être le résultat du stress, de l'anxiété ou de la dépression. Et, en tant qu'aidant, vous êtes particulièrement exposé à ces complications[8]. C'est donc parfois un véritable cercle vicieux – encore un –, et une prise en charge médicale peut être nécessaire afin de vous aider à retrouver un rythme correct. N'attendez pas d'être à bout pour consulter si, nuit après nuit, vous ne réussissez pas à vous endormir ou que vous vous réveillez tous les matins vers 4 ou 5 heures.

En dehors des problèmes qui requièrent un avis médical, vous pouvez mettre en place différentes actions si vous souhaitez améliorer la qualité et la quantité de votre sommeil.

Encore une fois, on ne vise pas la perfection, juste un vrai mieux. Votre quotidien est assez compliqué comme cela ; prenez les astuces qui vous aident et laissez tomber les autres. Mais, surtout, ne vous jugez pas en raison de votre besoin de sommeil. Ne tentez pas de réduire vos heures nécessaires. Plus facile à dire qu'à faire, je le sais. Mais cela vaut le coup d'essayer, non ?

## Mieux dormir, mode d'emploi

• *Éloignez vos écrans de la chambre au moins une heure avant de dormir (oui, même le téléphone)*

Notre rythme biologique fonctionne sur vingt-quatre heures. Le matin, avec le lever du soleil, nous produisons du cortisol, une hormone qui nous réveille. Lorsque la lumière diminue, c'est la mélatonine qui nous aide à nous endormir. La lumière que dégagent les écrans interfère avec sa production[9], ce qui nous maintient bien trop en alerte pour que nous puissions nous endormir.

• *Gardez votre chambre au frais !*

Notre température commence à baisser en soirée, atteint son minimum durant la nuit pendant que nous dormons, et commence à augmenter à nouveau à l'approche du matin. Cette baisse de température est un signal pour le corps qu'il est temps de dormir. Des études ont montré que les températures plus fraîches peuvent aider à favoriser l'endormissement et à améliorer la qualité du sommeil[10].

• *Adoptez des horaires de sommeil réguliers, week-ends et vacances inclus*

Oui, je sais que cela ne fait pas forcément envie. Mais l'idée derrière cette recommandation est d'aider à synchroniser son rythme éveil/sommeil. Cette régularité peut permettre de s'endormir plus facilement et, par la même occasion, de se réveiller plus simplement.

• *Gardez un carnet près de votre lit pour dresser une liste de vos inquiétudes*

Lorsqu'une pensée angoissante jaillit avant que vous vous endormiez ou au milieu de la nuit, qu'elle concerne quelque chose à ne pas oublier de faire ou un problème soudain, vous n'allez rien pouvoir résoudre depuis votre lit. En revanche, cela peut vous empêcher de dormir. Notez votre réflexion sur un bloc-notes ou un papier, pour vous soulager, et vous y repenserez le lendemain matin.

• *Évitez les excitants comme le café, le thé, le tabac et l'alcool après 16 heures*

Un classique, pas pour rien !

### *Le mouvement*

L'activité physique : presque toujours la première des fondations à passer à la trappe lorsque les journées se rallongent, que le stress vous envahit et que vous vous sentez crevé.

Cela peut paraître logique... Pourtant, c'est complètement contre-productif.

Merci aux dizaines d'années que nous venons de passer matraqués par des messages liant sport et torture, « mal nécessaire » pour avoir un corps sculpté. Elles nous ont complètement fait oublier que le but premier du sport n'est pas du tout de dessiner nos abdominaux, et à quel point il est important dans notre équilibre physique comme mental !

Il n'y a pas de sport idéal, il n'y a que ce qui vous fait vous sentir bien. Vous détestez l'idée de soulever des poids ? Aucun problème ! La piscine vous donne des boutons ? Tant que cela reste une métaphore, on s'en fiche. Trouvez le mouvement qui vous convient.

L'exercice physique est un antistress naturel, possède de puissants effets antidépresseurs[11], est bon pour le moral (il libère des endorphines), sans compter tous ses bénéfices sur le corps, et en particulier sur :

- *le système cardio-vasculaire*, en réduisant le risque d'hypertension et d'autres maladies cardio-vasculaires[12] ;
- *le système immunitaire*, en aidant à le renforcer et en réduisant ainsi le risque d'infections[13] ;
- *le système musculo-squelettique*, en augmentant la force musculaire et en améliorant la flexibilité et l'équilibre[14].

L'exercice a même des effets sur le sommeil ! Eh oui, il aide en particulier à optimiser sa qualité[15]. (Tout est lié.)

Et encore, ces études et exemples ne représentent qu'un petit échantillon des bienfaits de l'activité physique pour la santé.

La vraie question demeure : avec votre emploi du temps souvent surchargé et en étant fréquemment crevé, où caser des moments pour bouger ?

Deux points importants dans la réponse :

- La fatigue n'est pas forcément physique, donc la solution pour regagner de l'énergie n'est pas toujours le repos. Si vous êtes épuisé par de longues journées stressantes, avec énormément de choses à traiter, votre fatigue est plus mentale que physique. Ce qui signifie que, pour vous sentir mieux, le remède est le mouvement. Le plus dur étant de s'y mettre… D'où mon second point.

- Commencez modestement, et surtout progressivement. Si vous ne faites jamais de sport, ne tentez pas de courir directement 10 kilomètres, vous risquez de vous blesser et de vous décourager. Il s'agit de trouver des petits moments à modifier très légèrement dans vos journées. Donnez à votre corps de nouvelles habitudes, même minuscules ; additionnées les unes aux autres, elles vous aideront à vous sentir mieux. Et, qui sait, peut-être prendrez-vous de vous-même la décision d'aller courir ensuite !

### Astuces pour ajouter quelques pincées de mouvement dans votre vie :

• *Levez-vous et marchez quand vous êtes au téléphone !*

Pas besoin de sortir si vous n'en avez pas envie (ou pas la possibilité). Faites le tour de votre appartement, votre bureau, quitte à tourner en rond s'ils sont petits. Un appel, puis un autre… Sans vous en rendre compte, vous ajouterez plusieurs centaines, voire milliers de pas à votre journée.

La version plus poussée de cette astuce consiste, si vous le pouvez (et je sais que c'est loin d'être le cas de tout le monde, mais je vous le dis au cas où), à investir dans un bureau assis/debout ainsi qu'un tapis de marche ou un stepper à glisser en dessous pour enchaîner les pas pendant vos visios durant la journée, ou à utiliser le soir en regardant une série.

• *Sortez de votre moyen de transport plus tôt*

Que vous conduisiez (garez-vous plus loin) ou que vous preniez le bus ou le métro (descendez un, puis deux arrêts avant le vôtre), c'est un bon moyen d'ajouter un peu d'activité sans trop d'effort.

- *Prenez l'escalier quand vous en avez l'occasion (y compris dans le métro)*
- *Embarquez vos collègues*

Il est toujours plus facile de mettre en place de nouvelles habitudes à plusieurs ! Pourquoi ne pas tenter une fois par semaine le « co-walking » (expression américaine qui allie *coworking* – travailler ensemble – et *walking* – marcher) : déplacez une petite réunion dehors et échangez en marchant. Cela fera du bien à toute l'équipe et durera beaucoup moins longtemps que sa version au bureau ! Tout le monde ne sera pas forcément ouvert à l'idée dès le début, mais vous n'avez rien à perdre à le proposer.

### *Alimentation et hydratation*

Les Américains utilisent une expression que j'aime beaucoup : *Food is fuel*. Traduit littéralement, cela signifie « la nourriture est un carburant ». Oui, comme pour une voiture. Je trouve que cette manière de voir les choses est bien plus positive et proche de la réalité que la démonisation des calories dont on nous rebat les oreilles depuis des décennies. Vous êtes dans une période stressante et complexe de votre vie, vous n'avez absolument pas besoin d'y ajouter un régime ou des contraintes[16] ; ce serait même contre-productif. Prendre les aliments pour ce qu'ils sont, une manière d'apporter à votre corps ce dont il a besoin pour tenir le coup, pour garder son énergie, est un bon moyen d'avancer.

N'oubliez pas que, pour lui aussi, les temps sont compliqués.

Cependant, il est absolument hors de question de vous lancer dans des changements drastiques. La mentalité du

« tout ou rien » est particulièrement délétère, encore plus dans les moments de grand stress. Ne supprimez pas tout un groupe d'aliments – je pense surtout aux glucides, qui sont souvent les premières victimes des bonnes intentions diététiques. Ne vous mettez pas soudainement à ne vous nourrir que de légumes et de poisson : cela ne fera qu'augmenter la pression, sans parler de votre faim. Avez-vous vraiment besoin de vous infliger l'épreuve de traverser tout cela le ventre gargouillant ?

Une approche bienveillante et sans culpabilité vous sera bien plus bénéfique. N'enlevez rien, ajoutez ! Ne supprimez pas la pizza si elle vous fait plaisir ; complétez-la avec une petite salade en entrée, par exemple. Additionnez les petits bienfaits plutôt que de vous torturer en essayant d'avoir une alimentation parfaite (et complètement intenable). Pour vous guider, vous pouvez vous appuyer sur le « régime méditerranéen » (qui n'a de régime que le nom). C'est la manière de se nourrir la plus largement validée par des preuves scientifiques. Plusieurs travaux ont montré une association entre cette façon de manger et une réduction du risque de dépression[17]. Une étude de 2011 publiée dans *The American Journal of Clinical Nutrition* a même révélé que les personnes qui s'alimentaient de la sorte avaient de plus bas niveaux de marqueurs chimiques du stress dans leur corps[18].

### Le régime méditerranéen en quelques principes

L'idée est de mettre l'accent sur les fruits, légumes, céréales complètes, légumineuses (lentilles, pois chiches, haricots noirs, rouges, blancs…), noix et graines, ainsi que sur l'huile d'olive.

Ensuite, on ajoute avec modération produits laitiers, poissons, volailles et œufs, et on limite la viande rouge et les sucreries. Et, surtout, on met l'accent sur la cuisine maison et en famille. Petite pyramide pour résumer ces recommandations :

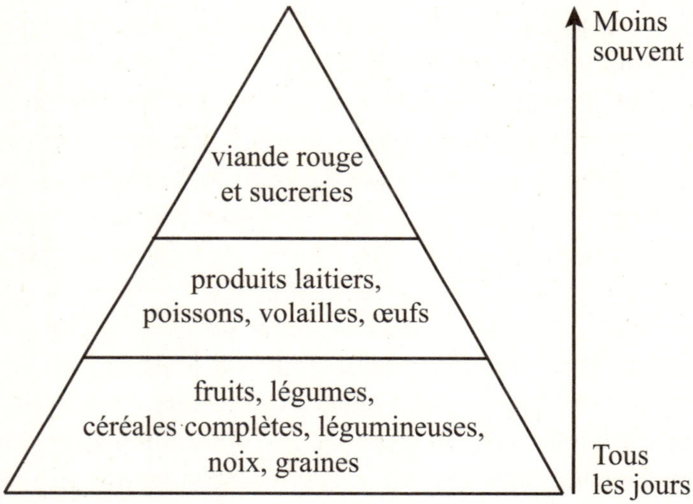


Nourrir son corps avec des éléments riches en nutriments et en minéraux apporte de l'énergie, mais a aussi un impact non négligeable sur le stress et sur le sommeil ! Voici quelques exemples :

- *Le tryptophane* : acide aminé essentiel présent dans de nombreux aliments, comme la dinde, le poulet, le poisson, les noix et les graines, il est nécessaire à la production de la sérotonine, un neurotransmetteur qui joue un rôle clé dans la régulation de l'humeur et du sommeil.
- *Le magnésium*, présent dans les légumes à feuilles vertes, les noix et les graines, peut réduire le stress et l'anxiété.
- *Les vitamines B*, présentes dans les grains entiers, les viandes, les légumineuses et les œufs, sont

impliquées dans la production de neurotransmetteurs qui régulent l'humeur.

- *Les glucides complexes* : présents dans les aliments comme le riz complet, les pommes de terre, le pain complet et les pâtes, ils favorisent également la production de sérotonine.

Dans un quotidien chargé, marqué par un coût de la vie important, il n'est pas toujours facile de manger du frais. Stop à la culpabilité ici aussi : les légumes surgelés sont en général aussi bons pour votre santé[19] et représentent une alternative si vous manquez de temps.

Tout aussi cruciale que l'alimentation, et pourtant souvent mise de côté, on trouve l'*hydratation*. Les besoins varient selon les individus, mais on estime qu'une moyenne de 2,5 litres par jour, dont un litre fourni par la nourriture, est suffisante[20]. L'eau est absolument essentielle au bon fonctionnement de notre corps et de notre esprit, et on a bien trop tendance à l'oublier, en particulier en période de stress. Cela nous arrive à tous d'omettre de boire pendant une journée très difficile.

J'ai beau faire partie de cette catégorie de personnes que l'on voit souvent une gourde à la main, je ne déroge pas à la règle et me suis retrouvée précisément dans cette situation il y a peu de temps, lors d'une après-midi que je ne suis pas près d'oublier. Le soir venu, une fois l'urgence passée, une amie que j'avais appelée pour trouver un peu de réconfort m'a demandé à quand remontaient mes dernières gorgées d'eau. Après réflexion, je me suis rendu compte que je n'avais rien bu depuis que l'événement stressant s'était produit, soit le milieu de la journée. Son verdict fut sans appel (et à raison) : « Va te chercher à boire immédiatement ! » Je me suis exécutée et lui ai dit en riant que je m'apprêtais à écrire très exactement ceci dans mon livre. Elle répondit par une réflexion très sage que je me permets de partager avec vous : « Il est plus facile de donner des conseils à ses amis que de se les appliquer à soi-même. C'est pour cela que nous avons besoin d'avoir des radoteurs autour de nous. » Que ces pages soient pour vous ce qu'elle a été pour moi ce jour-là : une voix bienveillante qui m'a rappelé ce que l'angoisse m'avait fait oublier, à savoir les besoins physiologiques de mon corps.

## Les incontournables

### *Le repos*

Vous êtes-vous déjà rendu dans une salle de gym avec pour objectif de prendre du muscle, mettons des fesses ou des biceps ? (L'exemple fonctionne aussi si vous faisiez les exercices dans un autre lieu.) Vous avez dû alors réaliser, avec sérieux, toute une série de gestes, avec des poids de préférence, focalisé sur votre but. Vous pouviez sentir les fibres travailler, et votre motivation augmentait en même temps que la douleur. En terminant, vous avez eu le sentiment du devoir accompli et de vous rapprocher peu à peu de votre destination.

Je vous félicite d'avoir mené à bien ces exercices. Cependant, je me permets d'ajouter une petite précision, car on fait souvent l'erreur : vous n'avez pas gagné le moindre muscle durant cette session. Au contraire, vous avez créé des microdéchirures via un processus dit de « stress musculaire ». (Pas d'inquiétude, c'est comme cela que le corps fonctionne.) Devinez quel est l'élément crucial qui va vous permettre de reconstruire et d'augmenter la masse des tissus sur cette base ? Les grands sportifs le savent mieux que personne. C'est le repos.

On retrouve la même idée derrière la fameuse phrase de Nietzsche : « Ce qui ne me tue pas me rend plus fort. » Ce n'est pas tant ce à quoi vous venez de survivre qui va vous rendre résilient que le processus de reconstruction qui suit l'épreuve. Les raccourcis simplistes de cette affirmation, exploités en long, en large et en travers par une pléthore de livres de développement personnel et de gourous en ligne, sont extrêmement nocifs, car ils omettent l'essence même de ce qui nous renforce. Et ce mécanisme prend du temps.

Le repos peut se trouver dans des activités calmes et relaxantes comme lire, méditer, écouter de la musique ou simplement s'allonger. Il est indispensable, et pourtant parfois si compliqué à accepter ! Vous étendre sur votre canapé tout en culpabilisant de prendre du temps pour vous ou en réfléchissant à ce que vous devez faire ensuite, que ce soit pour le travail ou pour votre proche, n'est pas du tout reposant. Vous ne décrochez pas vraiment.

Comme l'écrivent Emily et Amelia Nagoski dans leur ouvrage sur le burn out[21], « le repos implique de passer d'un type d'activité à un autre. L'énergie mentale, comme le stress, est un cycle qui se répète, une oscillation entre concentration sur la tâche en cours et sa réalisation, et ainsi de suite. L'idée que l'on puisse compter sur son endurance ou sa maîtrise de soi pour rester productif chaque minute de chaque jour n'est pas seulement incorrecte [...], cela abîme potentiellement votre cerveau ». De nombreuses expériences scientifiques ont montré que nous donnons le meilleur de nous-mêmes dans une tâche pour une durée, une énergie et une attention limitées, puis que notre performance diminue, ainsi que notre concentration et enfin notre motivation[22]. Le véritable repos, par contre, même court, aide à tenir le coup, et de manière efficace. Vous ne me croyez pas ? Beaucoup d'études comparent la maîtrise de soi à un muscle qui s'épuise et a besoin de se régénérer. Une expérimentation notamment a constaté que des pauses courtes de dix minutes, voire de trois minutes (en se focalisant sur la relaxation), étaient suffisantes pour reconstituer les ressources de concentration des participants[23].

Le repos n'a rien à voir avec la paresse ! D'ailleurs, en procédant à une IRM fonctionnelle (une technique d'imagerie utilisée pour l'étude du fonctionnement du cerveau) sur des volontaires, des neuroscientifiques ont constaté que certaines régions du cerveau semblaient toujours s'activer ensemble lorsque les sujets ne faisaient rien de particulier. Elles sont désormais reconnues comme formant le « réseau du mode par défaut ». Ce « mode par défaut », nous le connaissons tous : ce sont ces moments de rêverie, lorsque nous ne sommes concentrés sur aucune tâche précise. Et il a une réelle utilité. Il évalue votre état présent, fait des plans pour l'avenir, intègre le monde extérieur, vous ouvre de nouvelles perspectives[24]… Bref, il est sacrément utile ! Vous avez besoin d'interrompre régulièrement ce que vous faites pour laisser votre esprit vagabonder quelques instants. Vous n'en serez que plus efficace ! Si vous observez une partie d'échecs de haut niveau, vous verrez souvent les joueurs se lever et marcher lorsque c'est au tour de leur adversaire de jouer. C'est exactement le même mécanisme qui me pousse à sortir régulièrement pour marcher un peu tandis que j'écris ce livre, sans penser à ce à quoi je suis en train de travailler. À mon retour, un angle nouveau, un éclairage différent permettent souvent de résoudre un blocage – devant l'échiquier, cela permet de trouver le bon coup à réaliser.

Sauf que, parfois, basculer spontanément en « mode par défaut » n'est pas si simple, surtout au début.

Alors, que faire dans ce cas ? S'exercer !

Difficile de croire que l'on peut s'entraîner à la rêverie, et pourtant…

### À vous de jouer !

La première étape est simple, mais importante : planifiez des petits moments spécifiquement dédiés à cela. Commencez par de courts moments, dix minutes par exemple. Et tenez-vous à ce planning !

La deuxième étape consiste à chercher ce qui vous fera entrer dans cet état. Pour cela, pas d'autre moyen que de faire des essais. Je sais que, chez moi, écouter de la musique tout en faisant quelques pas fonctionne quasi immédiatement. Mais ce n'est pas le cas pour tout le monde. Pour d'autres, ce sera ranger, colorier, dessiner, jardiner… Trouvez ce qui fonctionne pour vous selon l'endroit où vous vous situez ! Rempoter une fleur n'est peut-être pas faisable au milieu de votre journée de travail, mais crayonner ou écouter de la musique pendant une pause peut l'être.

Mettez un réveil, et c'est parti !

Enfin, n'hésitez pas à noter ce qui a fonctionné, à quel moment, ce que cela vous a apporté. Et relisez ces notes lorsque vous vous sentirez coupable de vous octroyer ces quelques instants.

Lundi : J'ai testé ____________________
Cela m'a permis de passer en mode par défaut oui/non____________________
J'étais à cet endroit ____________________
Je me suis senti après coup ____________________

### *Le lien avec les autres*

Son importance est systématiquement sous-estimée, et pourtant le lien social joue un rôle crucial dans la santé. Tout le monde n'a pas les mêmes besoins, bien sûr. Il existe une gamme infinie de personnalités différentes, des introvertis aux extravertis en passant par toutes les strates de sociabilité intermédiaires. Cependant, aucun humain ne peut se passer totalement de liens sociaux. Nous sommes faits pour partager, pour vivre ensemble, pour interagir, pour nous soutenir. Nous faisons partie des créatures les plus dépendantes socialement, et d'ailleurs nous naissons complètement à la merci du monde extérieur et entièrement tributaires des autres pour survivre. Depuis la nuit des temps (à l'échelle de l'humain, bien entendu), le partage, qu'il concerne nos cueillettes ou nos abris, est la norme. Notre appartenance à une communauté contribue à notre identité et à notre sentiment de sécurité.

Pourtant, aujourd'hui, nombreux sont ceux qui se sentent plus isolés, plus seuls que jamais. Et cette sensation se rencontre fréquemment chez ceux qui prennent soin de l'un de leurs proches, pour toutes sortes de raisons différentes. Pour commencer, la maladie, le handicap, la perte d'autonomie ne sont réellement compris que par ceux qui les ont vécus au plus profond d'eux-mêmes. L'empathie – littéralement, capacité à se mettre à la place d'autrui – ne vient naturellement qu'à peu de personnes n'ayant jamais eu à traverser ce que vous traversez. Beaucoup comprennent intellectuellement, mais combien compatissent ? Combien ont réellement la capacité de le faire ? Trop peu. Vous pouvez vous heurter à cette incompréhension avec vos amis, vos collègues, parfois même au sein de votre famille. Ils mesurent votre souffrance sur une échelle qui ne se rapporte qu'à ce qu'ils connaissent, quand la vôtre est dans une autre dimension.

Il peut vous arriver aussi, à l'inverse, de rencontrer des gens qui ne savent que trop bien ce que vous vivez et ne se sentent plus la force ne serait-ce que de l'évoquer.

D'autres, enfin, se lasseront de vous entendre parler du même sujet, encore et encore.

Il ne s'agit pas de porter un jugement sur les mécanismes qui peuvent vous faire vous sentir seul, ni sur les capacités émotionnelles et les défauts de ceux qui vous entourent. Chacun fait de son mieux avec les ressources qu'il possède à l'instant *t*. Ce qui m'intéresse est surtout de vous aider, vous, à tenir. Et, pour cela, vous avez besoin des autres. Mais cela ne signifie pas que vous devez vous contenter de ceux qui ne s'intéressent pas vraiment à vous ou ne sont pas en mesure d'être présents. Ce qui compte d'abord, c'est que les moments passés avec ceux que vous choisissez pour vous entourer vous fassent plaisir, vous aident à vous sentir mieux. Car la science est assez claire sur ce point : une méta-analyse parue en 2010 a montré que des relations sociales solides augmentaient les chances de survie de la même manière que l'arrêt du tabac, et dépassaient de loin de nombreux autres facteurs de risque de mortalité[25]. Donc, hors de question de vous contenter de peu dans ce domaine. Vous méritez le meilleur, et les effets sont trop grands pour être ignorés.

## De l'importance de raconter son histoire

Il n'est pas toujours simple de parler, de s'ouvrir aux autres. Pudeur, crainte de ne pas être compris, timidité… Les raisons sont multiples. Et pourtant, non seulement cela fait un bien fou, mais cela peut également se révéler d'une utilité insoupçonnée. Car il arrive que ce ne soit pas la personne toute désignée dans votre esprit – votre frère ou votre meilleure amie – qui constitue votre principal soutien, mais quelqu'un qui vous était moins proche et qui soudainement se transforme en pilier, bien plus présent à vos côtés que d'autres personnes. Une collègue, une connaissance qui prendra l'un des premiers rôles sans que vous l'ayez vu venir. Pour la trouver, il faudra raconter, encore et encore, ce que vous vivez. Les défis que vous rencontrez. Que risquez-vous ? Que des portes vous claquent au nez ? Le rejet ou les yeux qui se détournent ne disent rien de votre propre valeur mais tout de celle de leurs auteurs. Trouver ceux sur qui vous pourrez vous appuyer prendra peut-être un peu de temps, mais cela vaut vraiment la peine de les chercher si vous n'avez pas la chance de vous sentir réellement épaulé en ce moment.

Les groupes de soutien et de parole sont de bonnes initiatives pour faire la connaissance d'autres aidants dans des situations semblables à la vôtre, mais malheureusement une majorité est proposée à des horaires peu compatibles avec la vie active ou le fait d'avoir de jeunes enfants. Cela vaut cependant la peine d'essayer s'il y en a autour de chez vous qui correspondent à votre emploi du temps.

## La technologie à la rescousse

Parfois, les meilleurs appuis ne se trouveront pas dans la même ville que vous, ni même dans votre pays ! C'est là que la magie d'Internet intervient. Il arrive que les conseils les plus précieux et les mots les plus réconfortants viennent d'un inconnu en ligne, sur un forum, dans un podcast ou via un réseau social. Laura, par exemple, qui s'occupe de son conjoint atteint d'un cancer tout en travaillant à temps plein, partage anonymement son quotidien sur Twitter, raconte les rendez-vous médicaux, les disputes avec ses sœurs, les interrogations de ses collègues. Certaines des personnes qui lui répondent depuis deux ans sont devenues de véritables amis sur qui elle sait pouvoir compter. Louisa, elle, s'occupe de ses deux parents et cumule également avec un emploi à 100 %. Elle prend souvent la parole sur son compte Instagram : « Je le fais pour vider mon sac, c'est devenu une nécessité autant physique que mentale. Et c'est aussi militant, je veux visibiliser le sujet. Cela fait partie de moi, de mon quotidien. Pourquoi devrais-je le cacher et ne montrer que les choses joyeuses ? Je ne crois pas à cette pratique des réseaux sociaux. Et puis cela me permet de trouver du soutien, venant d'aidants ou d'autres. »

Des communautés en ligne peuvent jouer un vrai rôle de support et vous aider à trouver des personnes avec des parcours de vie proches du vôtre et des quotidiens similaires. C'est le cas par exemple d'« Aidants et bien plus[26] », que Sigrid, une des cofondatrices, décrit comme étant à destination des « aidants actifs et positifs ». On y trouve un espace d'échange bienveillant, des ateliers thématiques organisés par et pour les participants, des événements digitaux et parfois en présentiel… N'hésitez pas à y faire un tour !

De même, Sylvain, qui s'occupe de sa maman atteinte de la maladie d'Alzheimer, a mis en place le groupe Facebook « Aide aux aidants familiaux ». Il explique très bien sa démarche : « J'ai créé cette page pour favoriser les partages d'expériences des aidants ayant choisi de garder, autant que faire se peut, leur proche en perte d'autonomie au sein de la cellule familiale, en le maintenant à leur domicile ou en en partageant le lieu de résidence. Ce groupe compte aujourd'hui plus de 5 000 personnes et les échanges permettent à chacun de recueillir des informations précises sur les aides institutionnelles envisageables, tant au niveau administratif que financier, mais aussi concernant les possibilités de prise en charge de leur proche au quotidien. »

Si Internet n'est pas votre tasse de thé ou que vous avez envie de parler de vive voix à quelqu'un qui comprendra ce que vous vivez, l'association Avec Nos Proches[27] propose une ligne d'écoute sur des horaires étendus (de 8 heures à 22 heures, sept jours sur sept), avec au bout du fil des bénévoles qui sont tous passés par là et ont été formés pour vous soutenir.

Certains podcasts sont également source de bons conseils et proposent des témoignages dans lesquels vous pouvez vous retrouver. J'apprécie particulièrement « Plan aidants », de Sigrid Jaud.

Quoi qu'il en soit, ne vous résignez pas à la solitude en pensant qu'elle va nécessairement de pair avec votre situation. Il existe des gens qui sont prêts à être présents pour vous, et je souhaite de tout cœur que vous les trouviez rapidement.

Pour plus d'informations, rendez-vous à la section « Ressources » en fin d'ouvrage.

### *Le répit*

Si vous avez déjà eu l'occasion de contacter une association ou d'échanger avec des professionnels du médico-social, peut-être avez-vous rencontré ce terme. De la même manière que le mot « aidant » aurait pu, à mes yeux, être mieux traduit, car il ne reflète pas vraiment tout le spectre du quotidien des concernés et sonne un peu trop « métier », je suis ennuyée par « répit ». Je pense que c'est parce qu'ils ont une connotation trop négative que ces deux concepts ont du mal à se faire adopter largement.

La définition même du mot « répit » sous-entend que le moment est difficile, douloureux. Ce qui peut être vrai, je ne le nie pas. Mais, pour beaucoup d'aidants qui font tout cela par amour, l'idée d'associer pénibilité et soin à leur proche est insupportable. Ils refusent donc souvent les initiatives qui leur sont proposées, alors qu'elles pourraient leur être vraiment utiles. Je les comprends sincèrement. Cependant, il est important de réaliser que le « répit », tout comme la notion d'« aidant », est avant tout un outil à votre service, quoi que vous pensiez du terme en soi.

Le « répit » consiste en un ensemble d'initiatives qui ont pour but de vous aider à reprendre des forces et à souffler. Elles peuvent vous permettre de bénéficier d'un relais ou d'un soutien extérieur à votre domicile ou chez le proche que vous accompagnez, si vous ne vivez pas ensemble, ou bien d'un lieu d'accueil temporaire.

La grande majorité des solutions offertes sont aujourd'hui de l'ordre de la journée ou du séjour. Idéal pour certains, compliqué pour d'autres. Peur de confier son proche, difficultés financières, crainte de perdre du temps qu'on aurait pu passer aux côtés de celui qu'on accompagne… Toutes ces raisons sont bien entendu valables.

Si vous ne vous sentez pas prêt à prendre plusieurs jours, mieux vaut trouver une formule plus adaptée à vos contraintes que de passer une semaine de simili-vacances à vous ronger les sangs en pensant à tout ce qui pourrait arriver pendant votre absence. Vous rentrerez encore plus épuisé et ne vous autoriserez sûrement pas de sitôt à faire une nouvelle pause, puisque vous venez de vous « reposer ».

Peut-être, en attendant de sauter le pas, pouvez-vous déjà négocier avec vous-même de vous accorder chaque jour un peu de temps pour faire quelque chose juste pour vous : une marche, un ciné, un bain, un peu de lecture… Un moment pour véritablement décrocher. C'est un premier pas.

Si vous ne le faites pas pour vous, dites-vous que votre proche en a besoin aussi. Oui, vous avez bien lu. On ne peut cacher sa fatigue et son stress qu'un temps. Tous les sourires et l'enthousiasme du monde ne l'empêcheront pas de réaliser assez vite que vous vous épuisez. J'ai souvent eu l'occasion de discuter avec des patients qui se sentaient coupables, qui avaient l'impression d'être un poids pour leur aidant. Souvent, ils ne vous le diront pas, par pudeur ou par honte. Ils se contenteront de suggérer que vous ne veniez pas les voir ce week-end ou que vous preniez quelques vacances, sans insister davantage. Sachez que, lorsqu'ils en arrivent à vous dire de vous reposer, c'est en général que vos limites ne sont pas loin d'être dépassées. Ils s'inquiètent pour vous, même s'ils l'expriment parfois maladroitement.

Bien sûr, vous seul pouvez juger de l'urgence de la situation, et il est plus que compréhensible que, dans des moments de crise ou dans les derniers mois de vie de votre proche, tout le reste passe au second plan. Vous faites de votre mieux.

Il existe de plus en plus de possibilités de répit adaptées à vos besoins et à ceux de votre proche. Elles varient selon les territoires. Vous trouverez dans la section « Ressources », en fin d'ouvrage, une liste d'associations et d'initiatives dans le monde francophone qui pourront, je l'espère, vous être utiles.

Adressez-vous à une plateforme de répit proche de chez vous pour avoir plus d'informations sur ce qui est proposé dans votre région.

Les solutions existantes se répartissent en trois grandes catégories.

## L'hébergement temporaire

Certains établissements médico-sociaux[28] proposent de courts séjours qui vous permettent de partir quelques jours tout en sachant votre parent bien pris en charge. Il est également possible d'obtenir le même type de service pour les personnes porteuses d'un handicap. Ce sont des outils pratiques, mais il faut souvent s'y prendre très à l'avance et en discuter avec votre proche, dont l'accord est important (s'il est en capacité de le donner).

## Le relayage ou Baluchonnage Alzheimer

Encore en expérimentation en France, le relayage permet de vous faire remplacer auprès de votre proche par un professionnel pour une durée de vingt-quatre heures à sept jours. Les profils d'accompagnants sont très variés. Si l'idée est fort prometteuse, les inégalités entre territoires sont encore importantes en France, car toutes les régions ne se sont pas investies avec la même intensité.

Le principe de base est le Baluchonnage Alzheimer, né au Québec il y a plus de vingt ans[29]. Baluchon Alzheimer offre des périodes de répit de quatre à quatorze jours aux aidants de personnes en perte d'autonomie. Des accompagnatrices spécialisées, nommées baluchonneuses, se rendent au domicile de l'aidant et prennent en charge sa responsabilité vingt-quatre heures sur vingt-quatre durant sa période de répit. À l'origine réservé aux patients atteints de la maladie d'Alzheimer, Baluchon Alzheimer s'élargit depuis peu à la maladie de Parkinson, à la sclérose en plaques, à la sclérose latérale amyotrophique et aux soins palliatifs. Cette initiative assez remarquable existe également en Belgique[30].

## Partir avec votre proche

Plusieurs associations proposent des séjours de répit « aidant-aidé » qui vous permettront – si l'état de santé de votre proche l'autorise – de profiter de quelques jours ensemble dans des « villages répit familles », par exemple[31]. Ils accordent une bouffée d'air frais bien méritée.

Ce qui compte avant tout, c'est d'en parler le plus tôt possible à votre proche. De trouver le rythme qui vous convient pour pouvoir tenir la distance sans vous épuiser. Avoir besoin de pauses régulières n'est pas une honte ni le signe que vous n'êtes pas assez fort pour tout gérer vous-même ; c'est simplement humain.

### *Les petits bonheurs*

« Il y a une forme de légèreté et de grâce dans le simple fait d'exister, au-delà des occupations, au-delà des sentiments forts, au-delà des engagements politiques et de tous ordres, et c'est uniquement de cela que j'ai voulu rendre compte. De ce petit plus qui nous est donné à tous : le sel de la vie[32]. » Voilà ce qu'écrivait Françoise Héritier dans son essai *Le Sel de la vie*.

Une invitation à s'arrêter et à apprécier les petites choses, à prendre le temps de reconnaître ces moments de joie qui peuvent passer inaperçus, mais qui, pris ensemble, donnent de la saveur à l'existence. À être reconnaissant, même au plus fort de la tempête, de ces minuscules bonheurs qui se trouvent souvent juste sous nos yeux. Pas d'injonction bobo à l'émerveillement superficiel ni de méthode Coué, mais les bases bien scientifiques de ce que l'on appelle la psychologie positive.

Je sais que cela a l'air trop simple pour fonctionner, et pourtant… Voici un exercice qui vous aidera au quotidien à concentrer votre attention sur ces petites réjouissances.

### À vous de jouer !

Prenez un carnet et décrivez trois éléments de votre journée qui vous ont procuré un peu de bonheur. Cela peut être aussi modeste qu'un rayon de soleil sur votre peau ou votre chanson préférée entendue à la radio ce matin-là, ou aussi important qu'une réunion où vous avez brillé ou un compliment que vous avez reçu. Recommencez, encore et encore, jour après jour. L'esprit est comme un muscle ; on peut l'entraîner à discerner les petites choses qui nous feront nous sentir mieux.

Maintenant, allons plus loin. Je sais à quel point, lorsqu'on a la tête dans le guidon et que l'on cumule travail, soin à son proche, famille et gestion du foyer, il peut être compliqué de lever les yeux ne serait-ce qu'un instant. Je vais donc vous proposer un challenge que vous pouvez relever seul ou en famille : trente jours de bonheur.

Je vous mets au défi, pendant un mois entier, de faire au moins dix minutes par jour une activité qui vous apporte du plaisir.

Attention, cela se prépare. Réfléchissez et notez tout ce qui pourrait rentrer dans cette catégorie. Trouvez des rituels calmes pour les jours où vous serez complètement épuisé, des activités plus dynamiques pour les moments où vous vous sentirez en forme. Laissez libre cours à votre imagination ! Vous pouvez même utiliser des petits Post-it de couleurs différentes selon le niveau d'énergie (haute/basse) et en tirer un au sort chaque jour. Toute heure du jour peut se prêter à cette pratique. Vous pouvez par exemple profiter d'un instant d'attente à la sortie de l'école ou chez le médecin, du calme avant le petit déjeuner, de votre pause du midi, du soir avant de dormir… C'est vous qui décidez. Mais prenez cet engagement avec vous-même. Je vous donne quelques exemples ; à vous de trouver ce qui vous conviendra !

- Prendre le temps d'une bonne douche avec un soin
- Dessiner, colorier, peindre, écrire
- Écouter de la musique, chanter
- Tricoter
- Caresser un animal
- S'enduire tout le corps d'une crème hydratante qui sent bon…

Alors, cap ?

# 6

# Mon carnet d'autoévaluation

Il n'est pas forcément simple de mettre le doigt sur ce qui ne va pas et de savoir comment gérer le problème, surtout quand il vous concerne, vous.

Je vous propose dans ce chapitre de faire un petit point ensemble.

Nous allons commencer par un questionnaire assez général dont les résultats vous conduiront à une échelle. Les questions n'ont pas pour but d'être exhaustives ni de vous diagnostiquer, mais de vous donner un peu de recul sur votre état actuel. Prenez le temps de bien réfléchir à chacune des affirmations. Je sais combien est puissant le réflexe, souvent inconscient, de mettre de côté certains problèmes.

## Partie 1 : Je fais le point sur ma santé

| | | |
|---|---|---|
| 1. Je me sens fatigué | oui | non |
| Si oui | | |
| Je suis fatigué parce que j'ai du mal à m'endormir ou que je me réveille au milieu de la nuit | oui | non |
| Je suis fatigué car je n'ai pas assez de temps pour dormir | oui | non |
| Je suis fatigué malgré un repos adéquat | oui | non |
| Je suis fatigué, et pourtant je dors trop | oui | non |
| 2. J'ai régulièrement des douleurs | oui | non |
| Si oui | | |
| J'ai des tensions musculaires (nuque, épaules…) | oui | non |
| J'ai souvent mal dans le bas du dos | oui | non |
| J'ai souvent mal à la tête | oui | non |
| 3. J'ai régulièrement des infections | oui | non |
| 4. J'ai régulièrement des troubles digestifs | oui | non |
| 5. Mon appétit a changé | oui | non |
| 6. Mon poids a beaucoup évolué sans que je le fasse exprès | oui | non |
| 7. J'ai augmenté ma consommation d'alcool pour me détendre | oui | non |
| Si oui | | |
| Je bois moins de dix verres par semaine et je ne dépasse pas deux verres par jour | oui | non |
| 8. Je fume de plus en plus pour me détendre | oui | non |

| | | |
|---|---|---|
| 9. Je consomme plus de médicaments pour me détendre[1] | oui | non |
| 10. J'ai reculé mes dépistages (mammographie et autres) car je n'ai pas le temps | oui | non |
| 11. Je me sens irritable en ce moment | oui | non |
| 12. J'ai des sautes d'humeur fréquentes | oui | non |
| 13. Je me sens souvent triste | oui | non |
| 14. J'ai souvent du mal à me concentrer | oui | non |
| 15. Je rumine régulièrement mes pensées | oui | non |
| 16. Je me sens fréquemment anxieux | oui | non |
| 17. J'ai perdu mon intérêt pour des choses que j'aimais faire | oui | non |
| 18. J'ai des idées noires[a] | oui | non |
| 19. Je me sens souvent angoissé | oui | non |
| 20. Je me sens assez dépassé | oui | non |
| 21. Je me sens souvent coupable | oui | non |
| 22. J'ai souvent l'impression de ne pas en faire assez | oui | non |

## Partie 2 : Je fais le point sur mon travail

| | | |
|---|---|---|
| 23. Je me sens moins motivé | oui | non |
| 24. Je mets de plus en plus de distance avec mon travail | oui | non |
| 25. Je me sens « à bout » à la fin de ma journée de travail | oui | non |

a. Si vous vous sentez en détresse et/ou avez des pensées suicidaires, posez votre stylo et appelez le 3114 ou les secours.

| | | |
|---|---|---|
| 26. Je suis plus cynique envers mon travail ou mes collègues | oui | non |
| 27. Mon estime de soi est en baisse | oui | non |
| 28. Je ne me sens plus à la hauteur des attentes | oui | non |
| 29. Je me sens vidé par mon travail | oui | non |
| 30. Je crains que ce travail ne m'endurcisse émotionnellement | oui | non |

## Partie 3 : Je fais le point sur mon quotidien

| | | |
|---|---|---|
| 31. J'ai le sentiment que personne ne comprend ce que je vis | oui | non |
| 32. Il y a beaucoup de conflits dans ma famille | oui | non |
| 33. Je n'ai personne à qui raconter ce que je traverse | oui | non |
| 34. Je n'ai plus vraiment de loisirs | oui | non |
| 35. Je me dispute souvent avec mon proche | oui | non |
| 36. Je sens que mes finances sont serrées en ce moment | oui | non |

## Interprétation

*Partie 1 :* Si vous avez répondu « oui » à au moins une des questions, il est important que vous alliez consulter votre médecin. N'hésitez pas à noter à quelle fréquence ce symptôme apparaît, à quelles occasions, ce que vous êtes en train de faire à ce moment-là. Plus vous donnerez d'informations au praticien, plus facilement il pourra vous proposer des examens complémentaires ou poser directement un diagnostic, et ainsi vous aider. Vous pouvez tout à fait apporter avec vous ce livre, ou la liste des questions, afin de lui montrer aussi celles auxquelles vous avez répondu par la négative.

Je vous conseille également de remplir l'échelle de ZARIT, que vous trouverez un peu plus bas. (Ne sautez pas directement aux questions ; lisez les paragraphes qui les précèdent, ils sont très importants.)

*Partie 2 :* Si vous avez répondu « oui » à plusieurs des questions, j'aimerais que vous preniez un peu de temps pour vraiment réfléchir à votre travail. Votre perception de ce que vous faites au quotidien a-t-elle changé ? Voyez-vous votre travail comme une bouffée d'air frais ou plutôt comme un obstacle qui vous empêche de passer du temps avec votre proche ? L'ambiance est-elle pesante, la charge de plus en plus lourde ? Le cumul avec votre rôle d'aidant devient-il de plus en plus difficile à gérer ? Vous seul avez les réponses. En fonction de ce qu'elles sont, il me paraît intéressant d'échanger avec votre médecin traitant ou avec votre médecin du travail, car le risque de burn out est loin d'être nul dans votre situation. Il est important de l'évaluer en consultation et de mettre en place des aménagements si nécessaire.

*Partie 3 :* Si vous avez répondu « oui » à une ou plusieurs questions, vous avez besoin de soutien ! La forme qu'il prendra dépendra de ce qui vous met le plus à l'aise. Peut-être pouvez-vous commencer par échanger avec une association, par exemple en lien avec la pathologie de votre proche, ou avec d'autres aidants, en ligne ou dans des groupes de soutien. N'hésitez pas non plus à parler aux professionnels qui entourent la personne que vous accompagnez. Ils sont souvent de bon conseil, mais ne réalisent pas toujours que vous aussi auriez besoin d'un coup de main.

Je vous suggère aussi de remplir l'échelle de ZARIT ci-dessous. (Ne sautez pas directement aux questions ; lisez les paragraphes qui les précèdent, ils sont très importants.)

## L'échelle de ZARIT

Est-ce que j'en fais trop ? Est-ce que tout cela est trop lourd ? Il n'y a pas d'indicateur universel qui permette de répondre. Nous avons chacun nos propres capacités, possibilités, limites, et aucune situation n'est totalement comparable à une autre, même à pathologie équivalente. Mais il n'est pas simple de prendre le recul nécessaire pour évaluer l'endroit où l'on se situe. Même lorsque vous en discutez avec un professionnel de santé, il arrive que l'absence d'éléments objectivables rende complexe la bonne compréhension de ce que vous êtes en train de vivre. C'est ici que l'échelle de ZARIT intervient. Elle doit permettre une autoévaluation de votre charge mentale.

Cet outil est loin d'être parfait, mais il est le seul validé par la science dans le contexte des aidants. Les questions sont parfois très brutes, voire crues. Il est primordial de prendre son temps pour y répondre. N'hésitez pas non plus à faire une pause si vous sentez que l'une d'elles déclenche un sentiment désagréable, un malaise. Ces questions visent avant tout à vous faire réfléchir, et c'est pourquoi elles appuieront parfois là où cela fait vraiment mal. Si vous avez besoin de plusieurs heures, ou même de vous arrêter quelques jours avant de vous y remettre, ce n'est pas un problème. Tout l'intérêt de cette échelle réside dans les réponses qu'elle peut vous apporter, mais uniquement si vous réussissez à être parfaitement honnête envers vous-même.

L'échelle comporte vingt-deux questions. On y répond en graduant la fréquence à laquelle les événements décrits nous arrivent, puis en additionnant les chiffres pour obtenir un score total. En théorie, ce score doit nous orienter sur la sévérité de la charge mentale que nous supportons.

Pour moi, le score obtenu n'est pas ce qui compte le plus. Vous savez au fond de vous ce qu'il en est. Mais peut-être n'êtes-vous pas prêt à l'admettre. Guettez votre réaction en lisant le résultat. Êtes-vous surpris ? Le trouvez-vous plus bas que vous ne le pensiez ? Ou, au contraire, plus haut ? J'ai rencontré des aidants dont je pouvais dire la sévérité de l'épuisement dès nos premières conversations, et qui pourtant n'obtenaient qu'un score faible sur cette échelle. L'inverse est aussi arrivé. Tout dépend de votre sincérité envers vous-même et de votre capacité à passer outre la culpabilité que peuvent faire naître certaines réponses.

Utilisez les questions pour prendre le temps de réfléchir, d'évaluer certains aspects de votre quotidien. Saisissez-vous de certaines phrases pour démarrer des conversations avec vos proches, avec votre médecin. Si vous le souhaitez, emportez l'échelle et vos résultats en consultation avec vous. Vous pourrez ainsi pointer du doigt de manière plus précise certaines problématiques. C'est parti.

## Mode d'emploi

Il n'y a pas de bonne ou de mauvaise réponse. Pour chaque question, cochez les cases ci-dessous en indiquant à quelle fréquence il vous arrive de vous sentir ainsi que décrit : jamais, rarement, quelquefois, assez souvent, presque toujours (0 = jamais ; 4 = presque toujours).

| À quelle fréquence vous arrive-t-il de… | 0 | 1 | 2 | 3 | 4 |
|---|---|---|---|---|---|
| Sentir que votre parent vous demande plus d'aide qu'il n'en a besoin ? | ☐ | ☐ | ☐ | ☐ | ☐ |
| Sentir que le temps consacré à votre parent ne vous en laisse pas assez pour vous ? | ☐ | ☐ | ☐ | ☐ | ☐ |
| Vous sentir tiraillé entre les soins à votre parent et vos autres responsabilités (familiales ou professionnelles) ? | ☐ | ☐ | ☐ | ☐ | ☐ |
| Vous sentir embarrassé par les comportements de votre parent ? | ☐ | ☐ | ☐ | ☐ | ☐ |
| Vous sentir en colère quand vous êtes en présence de votre parent ? | ☐ | ☐ | ☐ | ☐ | ☐ |
| Sentir que votre parent nuit à vos relations avec d'autres membres de la famille ou des amis ? | ☐ | ☐ | ☐ | ☐ | ☐ |
| Avoir peur de ce que l'avenir réserve à votre parent ? | ☐ | ☐ | ☐ | ☐ | ☐ |
| Sentir que votre parent est dépendant de vous ? | ☐ | ☐ | ☐ | ☐ | ☐ |
| Vous sentir tendu en présence de votre parent ? | ☐ | ☐ | ☐ | ☐ | ☐ |

| | | | | | |
|---|---|---|---|---|---|
| Sentir que votre santé s'est détériorée à cause de votre implication auprès de votre parent ? | ☐ | ☐ | ☐ | ☐ | ☐ |
| Sentir que vous n'avez pas autant d'intimité que vous aimeriez à cause de votre parent ? | ☐ | ☐ | ☐ | ☐ | ☐ |
| Sentir que votre vie sociale s'est détériorée du fait que vous prenez soin de votre parent ? | ☐ | ☐ | ☐ | ☐ | ☐ |
| Vous sentir mal à l'aise de recevoir des amis à cause de votre parent ? | ☐ | ☐ | ☐ | ☐ | ☐ |
| Sentir que votre parent semble s'attendre à ce que vous preniez soin de lui comme si vous étiez la seule personne sur qui il puisse compter ? | ☐ | ☐ | ☐ | ☐ | ☐ |
| Sentir que vous n'avez pas assez d'argent pour continuer encore longtemps à prendre soin de votre parent compte tenu de vos autres dépenses ? | ☐ | ☐ | ☐ | ☐ | ☐ |
| Sentir que vous ne serez plus capable de prendre soin encore longtemps de votre parent ? | ☐ | ☐ | ☐ | ☐ | ☐ |
| Sentir que vous avez perdu le contrôle de votre vie depuis la maladie de votre parent ? | ☐ | ☐ | ☐ | ☐ | ☐ |
| Souhaiter pouvoir laisser le soin de votre parent à quelqu'un d'autre ? | ☐ | ☐ | ☐ | ☐ | ☐ |
| Sentir que vous ne savez pas trop quoi faire pour votre parent ? | ☐ | ☐ | ☐ | ☐ | ☐ |

| | | | | | |
|---|---|---|---|---|---|
| Sentir que vous devriez en faire plus pour votre parent ? | ☐ | ☐ | ☐ | ☐ | ☐ |
| Sentir que vous pourriez donner de meilleurs soins à votre parent ? | ☐ | ☐ | ☐ | ☐ | ☐ |
| Sentir que les soins apportés à votre parent sont une charge, un fardeau ? | ☐ | ☐ | ☐ | ☐ | ☐ |
| Total : | | | | | |

Additionnez maintenant les scores obtenus à chaque question. Le score total varie de 0 à 88.

### *Interprétation*

Score inférieur ou égal à 20 : charge faible ou nulle
Score compris entre 21 et 40 : charge légère
Score compris entre 41 et 60 : charge modérée
Score supérieur à 61 : charge lourde

Encore une fois, ne prenez pas le chiffre obtenu pour argent comptant, en particulier s'il vous indique une charge mentale faible ou nulle alors que vous vous savez stressé, fatigué, tendu. Considérez cette échelle pour ce qu'elle est : un outil destiné à vous faire réfléchir, pas à juger de ce que vous vivez[2].

## Être présent pour soi aussi

Si je vous apprenais que, pendant son camp de vacances, les moniteurs n'ont donné à manger à votre enfant que deux fois par jour parce que cela lui suffisait pour tenir le coup, vous seriez furieux, non ?

Si la maison de retraite ignorait les symptômes de votre maman et ne l'autorisait pas à voir un médecin, parce que « cela va finir par passer », « pas le temps » ou « pas une priorité », cela vous ferait hurler, n'est-ce pas ?

Pour votre proche, vous estimez que le minimum n'est pas assez, et vous avez raison. Mais pourquoi votre esprit opère-t-il un virage à 180° et passe-t-il en mode « cela me suffit » dès qu'il s'agit de vous-même ? Vous n'êtes pas construit différemment ! Bien sûr que vous pourriez tenir avec moins. De même, votre fils peut parfaitement survivre avec deux repas par jour pendant ses deux semaines de vacances. Est-ce pour autant ce que vous souhaitez pour lui ? Non. Il mérite mieux. Vous aussi. Vous méritez d'avoir de la compassion à votre égard. Pas de l'indulgence, mais plutôt que votre petite voix en finisse avec la culpabilité, la crainte de ne pas être à la hauteur, et vous dise ce que vous avez besoin d'entendre, vous aide à rester debout au lieu de vous mettre à terre, qu'elle soit honnête, encourageante, bienveillante. Vous méritez d'être présent pour vous-même comme vous l'êtes pour votre proche.

Cela ressemble à une injonction de plus, j'en ai bien conscience. Et pourtant c'est le facteur qui fera la différence sur le long terme, pour vous comme pour la personne que vous aidez. Pour donner le meilleur de soi, il faut en être capable, physiquement comme mentalement. Cela nécessite des ressources, et celles-ci ne sont pas infinies.

Vous rencontrerez des obstacles, cela ne fait presque aucun doute. La manière dont vous y ferez face ne sera pas parfaite – rien ne l'est jamais. Mais c'est en acceptant de vous laisser un peu d'espace, de consulter les professionnels dont vous avez besoin, en vous autorisant à prendre les arrêts de travail qu'ils pourront peut-être vous prescrire, que vous réussirez à cumuler sur le long terme le soutien à votre proche, votre emploi et votre vie à vous. Si cette perspective ne suffit pas à vous convaincre parce que vous n'avez que la personne que vous aidez en tête, dites-vous qu'elle aussi mérite de vous avoir à ses côtés en forme, capable de profiter de chaque instant et de prendre les bonnes décisions. Quoi qu'il en soit, je souhaite de tout cœur que vous réussissiez progressivement à vous autoriser à utiliser les outils que nous avons décrits dans cette première partie, et qu'ils vous fassent du bien au quotidien.

# Partie II

# Reprendre confiance en soi au travail

# 1

# Vous n'êtes pas un boulet pour votre employeur !

« Mon manager doit penser que je suis fragile en ce moment. »

« J'étais tellement déconcentré ce matin, je suis vraiment mauvais dans mon job. »

« Mon collègue me regarde bizarrement, il doit me détester à cause de mes retards ce mois-ci. »

« Ma boîte me fait une vraie faveur en ne me virant pas en ce moment. Je lui suis tellement redevable, je vais tout faire pour montrer que je travaille dur. »

Avez-vous déjà eu ce type de pensées ? Avez-vous hoché la tête en lisant ces lignes ? Pour être tout à fait transparente, j'avais initialement prévu de commencer cette deuxième partie en vous parlant de toutes les compétences que vous développez en tant qu'aidant au quotidien. Mais j'ai vite réalisé que, si je n'abordais pas en premier lieu certaines manières de penser parasites qui vous maintiennent dans un cercle vicieux négatif, vous ne pourriez pas accepter les qualificatifs positifs qui s'appliquent à vous. Je vous les dévoilerai donc au chapitre suivant.

Dans la première partie, nous avons évoqué le « biais de confirmation ». Nous allons maintenant explorer d'autres biais cognitifs qui jouent un rôle important dans votre vie de tous les jours.

Ces mécanismes de pensée ne concernent pas exclusivement les aidants, mais tous les humains. Chacun d'entre nous peut tomber dans leur piège à des degrés divers. Toutefois, les moments de grande vulnérabilité, les périodes à forte intensité émotionnelle sont particulièrement à risque. Comprendre ces biais ne les fera pas disparaître instantanément, mais ce sera un premier pas sur le chemin permettant de s'en détacher.

## Le raisonnement émotionnel

Êtes-vous déjà sorti d'une réunion complètement déprimé, votre confiance en vous dans les chaussettes ? Le raisonnement émotionnel est le processus au terme duquel vous concluez que la présentation que vous y avez faite était ratée, minable, la manière dont votre cerveau prend pour une réalité les émotions que vous ressentez à cet instant. Puisque vous vous sentez mal, cela ne peut que s'être mal passé. Votre interprétation de la situation n'est pas basée sur des faits concrets, mais sur votre ressenti.

## L'abstraction sélective

À la manière d'un filtre mental, ce biais est capable de transformer un moment agréable en un échec au goût amer. Imaginons que vous décidiez de passer une après-midi avec votre maman et que vous ayez oublié la barquette de fraises achetée tout spécialement pour elle, qui les aime tant. Pendant ces quelques heures passées ensemble, remplies de rires et de joie, vous n'arrivez pas à oublier les fruits restés dans votre frigo. Ce « petit détail » gâchera littéralement votre journée (mais pas la sienne, car elle a simplement passé un bon moment avec vous). L'abstraction sélective se chargera de vous le rappeler encore et encore. C'est une manière d'isoler un petit poisson négatif dans un banc de centaines de positifs, et d'en faire l'acteur principal.

## L'inférence arbitraire

Tel est le petit nom scientifique d'un mécanisme connu de tous : la conclusion hâtive.

On le retrouve par exemple dans cette pensée citée au début du chapitre : « Mon collègue me regarde bizarrement, il doit me détester ». C'est là une variante particulièrement répandue : la lecture dans les esprits. Ou, plutôt, ce que l'on pense lire dans ceux des autres. Et l'on y adhère souvent, malgré l'absence de fondement.

Parfois, l'inférence arbitraire se double d'une pincée de raisonnement émotionnel. Cela donnera, par exemple, dans un contexte où l'on se sent vulnérable : « Mon manager doit penser que je suis fragile en ce moment. » Notre ressenti est considéré comme un reflet de la réalité et immédiatement imputé à l'autre, comme si c'était vraiment ce qu'il pensait.

## Les règles internes ou fausses obligations

Ce sont les attentes intenables que nous faisons souvent peser sur nos épaules. « Je dois toujours cuisiner des repas maison à mes enfants. » Le jour (qui arrivera forcément) où vous serez épuisé, malade, ou n'importe quelle autre raison parfaitement valable, et où vous commanderez une pizza, vous vous sentirez écrasé par la culpabilité à cause de cet « échec ». Je mets le mot entre guillemets parce que, si l'objectif est la perfection, il est inatteignable, donc cet échec n'en est pas vraiment un.

Ce biais se retrouve sous une forme encore plus vicieuse lorsque nous tentons de définir la manière dont nous devrions – ou non – nous sentir. « Je ne devrais pas me sentir soulagé du décès de Papa » après de longues années extrêmement cruelles passées avec la maladie d'Alzheimer. Sauf que cela ne fonctionne pas ainsi. On ne décide pas de ses émotions. Aucune n'est honteuse. Il n'y a pas de norme en la matière. Sachez d'ailleurs qu'il est fréquent, en cas de décès après des maladies longues ou douloureuses, d'être partagé entre tristesse et soulagement. Ce n'est pas notre sujet ici, mais si cette information peut vous aider, tant mieux.

Il existe encore bien d'autres biais cognitifs, mais ceux-ci sont les plus fréquents et peuvent avoir un impact déterminant sur votre vie, privée comme professionnelle.

### À vous de jouer !

Comment repérer ces biais au quotidien ?

Il est compliqué de les discerner du premier coup, surtout quand ils provoquent une émotion forte. Laissez-vous un peu de temps lorsque vous commencerez à tenter de les analyser.

Prenez un carnet ou un morceau de papier, et notez la pensée négative qui vous est venue.

Ensuite, interrogez-vous : quel événement l'a provoquée ? Comment avez-vous réagi ? Quels sont les faits qui vont dans votre sens ? Listez-les et comparez-les à notre description des biais cognitifs. Voyez-vous des points communs ?

Si vous en avez l'occasion, n'hésitez pas ensuite à en parler à une personne de confiance pour essayer de compléter votre inventaire et de séparer la réalité des biais de pensée.

Au fur et à mesure, vous réussirez à reconnaître ces mécanismes et à briser le cercle vicieux de plus en plus tôt.

Avant de passer au chapitre suivant, j'aimerais revenir sur une des affirmations qui ont introduit ce chapitre : « Ma boîte me fait une vraie faveur en ne me virant pas en ce moment. Je lui suis tellement redevable, je vais tout faire pour montrer que je travaille dur. »

Il ne s'agit pas ici uniquement d'un biais, mais d'un mécanisme appelé la « dette invisible ».

## La dette invisible

Il est habituel, dans les relations humaines, de s'appuyer sur un principe de réciprocité. Tu me donnes quelque chose, je te donne autre chose en échange. Cette théorie, proposée par le psychologue Robert Cialdini, postule que les individus se sentent naturellement obligés de rendre ce qu'ils ont reçu[1]. Dans le contexte de l'emploi, cela pourrait se traduire par un sentiment de devoir « rembourser quelque chose » à l'entreprise en raison des avantages ou des opportunités qu'elle nous procure. Selon cette logique, quand un employé reçoit quelque chose de son employeur (un travail, une promotion, une formation), il peut se sentir obligé de donner en retour (effort, loyauté, temps supplémentaire). Jusqu'ici, rien de très problématique.

Le problème se présente lorsque la relation devient déséquilibrée. Et le contexte d'un employé qui cumule accompagnement d'un proche, gestion de sa famille et boulot est particulièrement propice à une telle évolution.

Lorsqu'on se sent vulnérable, que l'on se sait parfois distrait, que l'on a besoin de passer régulièrement des coups de fil personnels (médecin, auxiliaires de vie…), que l'on est fatigué et donc moins efficace, ou même que les finances sont tellement serrées en ce moment que l'on ne peut pas se permettre de ne plus travailler, il est si simple de se dire que notre employeur nous fait une faveur en nous gardant. C'est là que la bascule intervient : lorsque, dans votre esprit, ce que vous apportez (votre temps, vos compétences, vos connaissances) vaut moins que ce que votre emploi vous donne.

Vous portez d'un coup sur vos épaules une dette invisible.

*Vous n'êtes pas un boulet pour votre employeur !*

Laissez-moi dire les choses très clairement : je n'ai jamais vu une entreprise employer quelqu'un par charité, et ce n'est certainement pas le cas de la vôtre. Ici resurgissent les biais cognitifs. Vous vous savez fragilisé, donc vous considérez inconsciemment que votre valeur a diminué. Que votre légitimité à votre poste n'est plus la même. Je souhaite que vous ne pensiez pas cela de vous mais c'est malheureusement fréquemment le cas. Si vous êtes dans cette situation, quelques mots : vous avez votre place autant qu'avant. Vous traversez simplement une période un peu compliquée. Personne n'est concentré toute la journée. Les moments difficiles sont inséparables de la condition d'être humain. Pensez-vous que votre collègue qui est en plein divorce soit concentré en permanence et au top de sa forme ? Non. Devrait-il pour autant se trouver un autre travail ? Vous connaissez la réponse.

Nous vivons dans un monde où l'on attend de nous que nous laissions nos problèmes personnels au seuil du bureau, passions en mode avion pour la journée et repartions avec nos soucis comme si de rien n'était. Cela n'existe que dans les livres – mais certainement pas dans le mien.

## 2

## Vous êtes un atout !

Oui, vous avez bien lu.

Je suis consciente que le monde du travail est encore très négatif vis-à-vis de tout ce qui a trait à la famille, à l'aide à un proche. C'est une erreur grossière et archaïque. Et c'est surtout un cliché absurde que de considérer qu'un aidant est un poids, une perturbation pour son employeur. Pour faire évoluer le regard des autres, il est important de commencer par changer celui que vous portez sur vous-même.

Avez-vous déjà entendu parler des *soft skills* ?

Décrites pour la première fois en 1960 par l'armée américaine, elles englobent les compétences qui ne nécessitent pas l'utilisation de machines, telles que le savoir-faire comportemental et interpersonnel, et sont devenues incontournables dans l'univers du travail, au point que le Prix Nobel d'économie James Heckman déclare à leur sujet qu'elles « permettent de prédire la réussite dans la vie et en sont à l'origine[1] ». Rien que cela.

Pourquoi ai-je décidé de les aborder avec vous ?

Parce que, en accompagnant un proche, l'aidant développe une liste de compétences importantes. Et devinez de quel type ? Des *soft skills*, majoritairement. Dans un monde en constante évolution technologique, celles-ci seront bientôt indispensables et se trouveront au cœur des stratégies de recrutement. Ce n'est pas moi qui le dis, c'est Pôle emploi[2].

Il est temps de réaliser, vous comme votre employeur, à quel point vous êtes précieux. Vous êtes non seulement quelqu'un de bien personnellement – effacez-moi ce froncement de sourcils et acceptez le compliment, pour une fois –, mais également un employé de valeur.

Commençons par examiner ensemble la liste des compétences que vous pourriez avoir développées. Elle n'est pas exhaustive, mais j'ai tenté de la faire la plus complète possible. Je ne prétends pas que vous les maîtrisiez toutes, même si je vous le souhaite ! Elles seront accompagnées d'exemples pour que vous puissiez vous rendre compte de la manière dont ce que vous faites au quotidien peut être équivalent à la maîtrise d'une *soft skill*. Je vous proposerai ensuite un exercice qui permettra de déterminer plus précisément celles qui vous correspondent.

## Les *soft skills* des aidants

*Souci du détail*

Ex. : Maman d'un enfant diabétique, vous devez faire particulièrement attention à son alimentation et faites preuve d'une grande rigueur dans la préparation de ses repas.

*Coordination d'une équipe*

Ex. : Vous gérez les plannings, remplacements, et la bonne réalisation des missions des professionnels qui interviennent au domicile de votre père âgé.

*Planification et organisation*

Ai-je vraiment besoin d'illustrer vos compétences dans ce domaine, vous qui jonglez entre votre emploi, votre famille et votre proche ?

*Capacité d'observation*

Ex. : Vous surveillez quotidiennement l'évolution des symptômes et le comportement de votre enfant atteint d'un trouble du spectre autistique, et savez immédiatement repérer les réactions inhabituelles.

*Réactivité et capacité de prise de décision*

Ex. : Reprenons le cas de figure précédent. Vous agissez rapidement face à des situations qui attirent votre attention. Vous savez analyser en un clin d'œil les signes qui se présentent à vous, les confronter (parfois de manière réflexe) à des circonstances antérieures et décider en une fraction de seconde de la manière dont vous allez réagir, qu'il s'agisse d'une urgence ou d'un problème du quotidien.

*Détermination / Persistance / Persévérance*

Ex. : Vous ne lâchez rien lorsqu'il s'agit de faire entendre les besoins de votre proche ou de convaincre un médecin que quelque chose ne va pas, malgré l'absence apparente de symptômes (et vous avez bien souvent raison).

*Adaptabilité*

Ex. : Vous avez bouleversé votre quotidien pour être capable de cumuler toutes vos casquettes et faites évoluer votre situation au rythme des changements nécessaires pour votre proche.

*Gestion du temps*

Ex. : Vous multipliez les dossiers de demande d'aides, qui sont complexes et chronophages, et ne manquez jamais une date limite.

*Apprentissage continu*

Ex. : Vous avez régulièrement développé vos connaissances sur la maladie de Parkinson dont votre père est atteint pour trouver comment le soutenir, le soulager. Vous avez fait preuve de curiosité et de volonté d'apprendre.

*Esprit d'initiative*

Ex. : Vous avez effectué des recherches pour tenter de simplifier la vie de votre maman atteinte de la maladie d'Alzheimer, qui se perd dans son propre appartement. Vous avez décidé de coller des photos des différentes pièces de sa maison d'enfance sur les portes des pièces correspondantes de son logement actuel pour qu'elle s'y retrouve plus facilement.

*Anticipation*

Ex. : Vous réfléchissez régulièrement en famille aux obstacles futurs que vos parents pourraient rencontrer et avez mis au point ensemble un plan pour répondre à ces problèmes. Vous les aidez également à faire des efforts en termes de prévention (aménagement et sécurisation du domicile, activité physique…)[3].

*Gestion des conflits*

Ex. : Vous êtes le lien qui fait tenir toute votre famille autour de vos parents âgés. Vous avez activement agi pour réconcilier vos frères et sœurs ainsi que pour résoudre les disputes autour des choix de vie et de prise en charge. Vous parvenez aussi régulièrement à calmer les tensions qui peuvent apparaître avec l'équipe soignante.

*Résolution de problèmes complexes*

Ex. : Vous avez réussi, à force de réflexion, de ténacité, d'imagination et de lobbying, à garantir à votre enfant handicapé une prise en charge correcte en dépit des manquements du système.

*Communication*

Ex. : Vous êtes capable d'exprimer clairement vos opinions et de formuler vos questions, d'échanger avec les équipes soignantes et administratives par oral et par écrit, quel que soit votre interlocuteur.

*Empathie / Écoute / Fiabilité / Sens du service / Calme en situation de crise*

Un exemple est-il vraiment nécessaire ?

Il en existe sûrement d'autres, mais voilà déjà une bonne liste sur laquelle vous appuyer.

Outre que cela vous fait prendre conscience de l'ampleur de vos qualités, savoir les définir précisément vous permet de les mettre en valeur lors d'une négociation interne (pour une promotion, par exemple), sur un CV ou encore lors d'un entretien d'embauche.

Vous n'envisagez peut-être pas de changer de poste, et évoluer dans votre carrière n'est pas forcément votre priorité du moment. Dans ce cas, gardez en tête ces compétences pour, au minimum, vous sentir moins touché par le jugement ignorant de certains collègues.

Pour ceux qui souhaitent apprendre à valoriser leur expérience, l'exercice suivant est à réaliser avec attention.

### *La fiche de poste de l'aidant*

Outil très populaire dans le monde des ressources humaines, la fiche de poste aide à comprendre un métier et à dresser le profil spécifique de l'emploi. Bien qu'être aidant ne soit pas un travail en tant que tel, rédiger une véritable fiche de poste est un très bon exercice. Elle n'a pas vocation à être partagée, mais à vous permettre de mettre des mots sur ce que vous effectuez au quotidien, de détailler les différentes tâches et de dégager les compétences et expériences que vous pourrez ensuite valoriser sur un CV ou en entretien. Missions, attentes, capacités requises : plus vous serez précis, plus utile et meilleur sera le résultat.

Voici un exemple. Prenez le temps de l'étudier. Vous trouverez à la suite un modèle vierge sur lequel vous pourrez vous lancer.

*Fiche de poste « proche aidant »*

| |
|---|
| **Intitulé du poste :**<br>Aidant de son parent atteint de la maladie d'Alzheimer |
| **Rémunération :**<br>0 €<br>**Horaires :**<br>24h/24 – 7j/7 – 365j/an |
| **Description générale du poste :**<br>Assure la possibilité du maintien à domicile du parent malade |
| **Missions principales :**<br>• Recrutement, mise en place et coordination de l'équipe en charge des soins à domicile<br>• Surveillance quotidienne de l'évolution des symptômes<br>• Gestion des stocks de fournitures pour les soins<br>• Accompagnement aux rendez-vous médicaux<br>• Rédaction et suivi/relance des dossiers administratifs<br>• Suivi du chantier de l'adaptation et de la sécurisation du logement |
| **Activités et tâches :**<br>• **Recrutement, mise en place et coordination de l'équipe en charge des soins à domicile** : Mise en place selon les besoins d'une équipe de plusieurs auxiliaires de vie (ici, en CESU) ; ***Processus de recrutement*** complet (entretiens, déclarations administratives et fiscales), ***gestion de la paie*** et des assurances, ***gestion des plannings*** et remplacements, ***évaluations*** régulières, suivi des réalisations |

- **Surveillance quotidienne de l'évolution des symptômes** : Observation régulière des changements de comportement et détermination des actions à mettre en œuvre en réponse (nécessité de consulter, d'augmenter l'aide…)
- **Gestion des stocks de fournitures pour les soins** : Budgétisation, achat, stockage, gestion des déchets
- **Planification des rendez-vous et accompagnement du patient** avec un dossier tenu à jour et des documents classés
- **Rédaction et suivi / relance des dossiers administratifs** : Remplissage des dossiers, mise à jour des demandes
- **Gestion du chantier de l'adaptation et de la sécurisation du logement** : Recrutement des professionnels nécessaires à l'évaluation des besoins, budgétisation, suivi de l'avancée des travaux

**Difficultés et spécificités du poste :**

Disponibilité totale indispensable, si besoin à distance, pour répondre aux urgences (nuit et jour)

Cumul avec la gestion de son propre foyer, de ses enfants, et bien entendu de son travail

Risque d'exposition à des matières biologiques (urine, matières fécales, sang)

Risque d'exposition à des violences

Poste éprouvant, assez solitaire

Responsabilités importantes

| **Compétences requises pour le poste :** |
|---|
| • Écoute |
| • Adaptabilité |
| • Réactivité |
| • Sens de l'organisation |
| • Capacité à résoudre des conflits |
| • Polyvalence |
| • Patience |
| • Détermination |
| • Maîtrise des dossiers administratifs |
| • Capacité à résoudre des problèmes complexes |
| • Empathie |
| • Capacité d'observation |
| • Gestion d'un budget |

Voici maintenant le modèle vierge. N'hésitez pas à en discuter avec un ami qui connaît bien votre situation. Il pourra vous aider à voir certaines tâches que vous effectuez sans même vous en rendre compte.

### À vous de jouer !

*Ma fiche de poste « proche aidant »*

| **Intitulé du poste :** |
|---|
| **Rémunération :**<br>**Horaires :** |
| **Description générale du poste :** |

| |
|---|
| **Missions principales :** |
| **Activités et tâches :** |
| **Difficultés et spécificités du poste :** |
| **Compétences requises pour le poste :** |

Maintenant que vous avez réalisé tout ce que vous pouvez apporter à un employeur, et avant d'aborder la question du CV et des entretiens d'embauche, j'aimerais que nous prenions quelques instants pour réfléchir à votre cadre de travail.

## Partir ou rester ?

Je sais que la sécurité de l'emploi est extrêmement importante, en particulier lorsqu'on accompagne l'un de ses proches, et que la situation est déjà assez stressante sans qu'il soit besoin d'y ajouter un changement d'employeur. C'est parfaitement compréhensible.

Il y a cependant un facteur à considérer, surtout lorsqu'on sait que le statut d'aidant ne durera pas que quelques mois, mais plusieurs années, voire toute la vie quand il s'agit d'aider un enfant : comment évaluez-vous la capacité de votre emploi actuel à s'adapter aux besoins que vous risquez de rencontrer lors des moments les plus difficiles ?

Posez-vous cette question librement, en occultant pour l'instant (même si c'est compliqué, j'en ai conscience) la question financière. Faites un bilan de votre poste, de ce que vous savez de vos collègues, de votre manager, de votre patron. Avez-vous déjà entendu des remarques sur les horaires d'une de vos collègues qui va chercher ses enfants à l'école ? Avez-vous des éléments qui vous font dire que vous évoluez dans un cadre plutôt bienveillant et tolérant, ou, à l'inverse, avez-vous déjà été gêné par certains comportements, sans qu'ils vous affectent directement ? Si j'insiste, c'est parce que ce sont des indicateurs assez clairs de la manière dont vous pourriez être traité quand vous aurez le plus besoin de soutien. Des *red flags*, comme on dit[4]. Quand quelqu'un vous montre qui il est, croyez-le. N'essayez pas de vous persuader qu'il agira différemment parce qu'il vous connaît, vous apprécie, ou parce que vous saurez le convaincre. Quand vous traverserez un moment de crise, votre priorité sera de la gérer, pas de tenter de persuader des collègues ou un manager de ne pas vous regarder comme une perturbation ou une personne fragile.

Il vaut mieux préparer un départ, se donner le temps de chercher un autre emploi en parallèle, où vous trouverez le soutien que vous méritez et au sein duquel vos compétences seront appréciées, même si la transition est stressante, qu'exploser en vol quand, aux premières difficultés, votre équipe actuelle vous mettra des bâtons dans les roues et multipliera votre stress par dix. On trouve de plus en plus d'employeurs qui sont ouverts, compréhensifs, et ont compris leur intérêt à soutenir leurs salariés aidants. Cela vaut la peine de se poser sincèrement la question.

## Comment mettre en valeur son expérience sur un CV ?

Il existe plusieurs possibilités, selon vos envies et votre situation. Elles dépendent avant tout du degré auquel vous êtes prêt à partager des informations concernant votre vie privée.

### Je veux en dire le moins possible

Dans ce cas, vous pouvez simplement placer sous le titre de votre CV quelques *soft skills* en lien avec le poste auquel vous postulez afin de renforcer votre profil.

| | |
|---|---|
| Prénom NOM | Titre de votre CV |
| Ville | |
| Tél. | Compétences : Marketing/ Réseaux sociaux |
| E-mail | *Soft skills* : communication/réactivité/attention aux détails |
| | Particularité : proche aidant |

Vous pourrez détailler au cours de l'entretien la manière dont vous avez développé et mis en pratique ces qualités.

### Je suis à l'aise avec le partage d'informations

Dans ce cas, vous pouvez intégrer votre expérience d'aidant au même rang que d'autres activités professionnelles, en mettant en évidence les *soft skills* développées et en utilisant l'exercice de la fiche de poste pour décrire en quelques points les tâches les plus importantes et intéressantes pour le type de poste que vous recherchez.

| | | |
|---|---|---|
| 2019 – en cours | AIDANT FAMILIAL | SOFT SKILLS |
| | ***En charge de la coordination de l'équipe*** d'intervenants à domicile (3 personnes) : recrutement, gestion de paie, suivi des missions ***En charge de la gestion du stock des fournitures*** (budgétisation, achat, monitoring) | communication anticipation gestion des conflits organisation |

## Comment (re)trouver un emploi quand on est aidant ?

Que vous souhaitiez changer de poste pour aller vers un employeur plus bienveillant ou que vous ayez arrêté de travailler pour prendre soin de l'un de vos proches et désiriez maintenant reprendre une activité professionnelle, certaines étapes sont cruciales pour vous diriger au mieux. Si vous sentez que vous avez besoin d'un véritable accompagnement avant de vous lancer, un bilan de compétences peut s'avérer utile.

### *Dresser la liste de vos incontournables*

Faites la liste de vos responsabilités d'aidant et indiquez si elles sont fixes, flexibles ou inconnues (par exemple, vous devez accompagner votre enfant chez le kiné tous les lundis à 15 heures). Rédigez un planning clair de vos obligations pour avoir de la visibilité. Faites également le point sur ce dont vous auriez réellement besoin pour faciliter votre quotidien. Souhaiteriez-vous des horaires flexibles ? Le télétravail peut-il être un avantage pour vous ? Quid du périmètre géographique ? Certains emplois nécessitent de se déplacer ponctuellement, ce qui peut être compliqué lorsque vous devez pouvoir réagir rapidement en cas d'urgence. Listez tous les éléments qui sont importants pour vous et qui vous permettraient d'être le plus à l'aise et performant possible.

Lorsque vous échangerez en entretien, vous pourrez ainsi montrer que vous êtes responsable, engagé, organisé, et que vous êtes prêt à discuter d'un plan en équipe pour que tout se passe au mieux.

### *Renseignez-vous sur les valeurs des entreprises où vous souhaitez postuler*

La manière dont un employeur se décrit, ainsi que ses valeurs et les avantages sociaux proposés, en disent long sur sa culture. Prenez le temps de regarder le site internet, le profil LinkedIn de votre supérieur hiérarchique direct, ou tout autre document qui pourrait vous aider à mieux cerner la dynamique de l'entreprise. Essayez de savoir si elle a des partenariats avec des organisations proposant un soutien et un accompagnement de ses salariés, quelles sont ses actions dans le domaine de la RSE (responsabilité sociétale des entreprises), celles en faveur de la qualité de vie au travail…

Si vous connaissez une personne employée dans un autre service, contactez-la pour lui demander son avis sur la culture interne concernant les questions de famille et d'équilibre vie professionnelle/vie personnelle.

De manière générale, vous pouvez repérer sur Internet si le sujet des « salariés aidants » est abordé par l'entreprise et ce qui est proposé dans ce cadre.

### *Que dire en entretien d'embauche ?*

Vous n'êtes pas obligé d'aborder la question de votre rôle d'aidant dès la première rencontre, en particulier si vous êtes encore en poste ailleurs. Si vous revenez sur le marché de l'emploi après un arrêt, il sera plus compliqué de ne pas l'évoquer rapidement.

Dans tous les cas, il est important de comprendre que ces entretiens doivent servir à l'employeur comme à vous à déterminer si vous correspondez aux attentes l'un de l'autre.

Quelques conseils pour le moment où vous déciderez de parler du soutien que vous apportez à votre proche :

- En vous appuyant sur l'exercice de la fiche de poste, détaillez les missions que vous accomplissez. Attention : plutôt que d'égrainer une longue liste de tâches, veillez à faire le parallèle avec le monde professionnel. En d'autres termes, il s'agira de partager votre expérience, mais avec un vocabulaire adapté.
- Lorsque la question des conditions de travail sera abordée, si vous avez besoin de flexibilité ou de télétravail, dites-le assez rapidement. N'hésitez pas à détailler l'organisation que vous imaginez et l'impact positif que ce mode de fonctionnement aura sur votre productivité. Concernant la question du télétravail, le site Welcome to the Jungle propose, « pour finir de convaincre le recruteur, une période d'essai pour que chacune des parties puisse observer concrètement ses effets[5] ».

- Je sais que la peur d'être rejeté est fréquente lors des entretiens d'embauche, en particulier lorsqu'on est aidant, et c'est normal. Cependant, dites-vous que, si le rôle que vous tenez auprès de votre proche effraie un potentiel futur employeur, mieux vaut être fixé assez tôt plutôt que de perdre des semaines à enchaîner les entretiens ou, pire, de vous retrouver enfermé dans un cadre rigide et peu adapté à votre quotidien qui vous compliquerait encore la vie.

N'oubliez en tout cas jamais que vous pouvez être fier de tout ce que vous faites et que vous méritez d'être soutenu et accompagné vous aussi.

# 3

# Apprenez à dire non !

Il est impossible de dire sans cesse oui à tout. Inutile de tourner autour du pot. Dire oui nécessite de l'énergie. Ce n'est pas une ressource illimitée ; nous ne sommes pas un téléphone portable que l'on peut recharger à la première prise électrique venue. Et pourtant, combien d'entre nous se comportent comme si c'était le cas ?

Nous avons tous une jauge interne, d'une contenance plus ou moins grande selon les jours, ou plus largement les périodes. Un peu comme une voiture. Certains matins, vous vous réveillerez avec le réservoir d'une Fiat 500 (c'est-à-dire petit), d'autres avec celui d'un SUV (très gros). Vous pourrez certes aller plus loin avec le grand modèle, mais, lorsque vous tomberez en panne sèche, le résultat sera le même quelle que soit la taille d'origine.

C'est la même chose avec le nombre de oui que vous êtes capable d'assumer sur une période donnée.

Lorsqu'on est aidant, et encore plus si l'on appartient à ce que l'on décrit comme la « génération sandwich » – ce nom qui fait rêver, mais qui a le mérite de décrire assez clairement la sensation d'être pris entre plusieurs tranches de vie (enfants, travail, conjoint, parents âgés) –, le nombre de oui que l'on prononce de manière quasi automatique est très élevé. Et pourtant, cela ne change rien au fait que notre « jauge des oui » soit limitée.

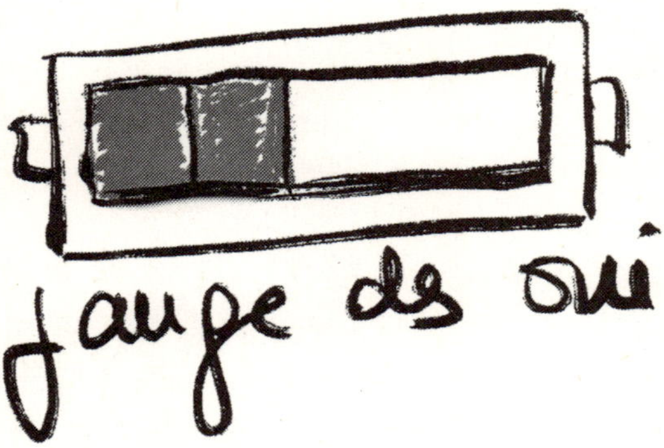


Je ne vais pas vous reparler en détail de l'épuisement, seulement vous dire que, lorsqu'on dépasse les capacités de son corps de façon régulière, il fait bien entendu partie des conséquences directes et immédiates. C'est une des raisons pour lesquelles apprendre à dire non est si important.

Mais creusons encore un peu plus. Ce oui quasi constant s'explique bien souvent par la fausse impression de simplicité qui s'en dégage. Il paraît tellement plus compliqué de dire non, mentalement d'abord, mais également en termes de temps perdu à se justifier, à chercher d'autres solutions. Et pourtant, c'est un mauvais calcul. Parce que ce oui qui n'en est pas vraiment un dans votre tête, ce oui contraint, sans enthousiasme ou sans énergie, va vous demander beaucoup plus d'efforts pour parvenir au résultat désiré que si vous aviez répondu non sur le moment.

Et cela peut aussi se retourner contre la personne à qui vous souhaitez donner un coup de main. Une action réalisée à moitié, parce que vous n'avez pas les réserves nécessaires pour être pleinement présent à ce moment-là, rend-elle vraiment service ? Cette amie dont vous acceptez le coup de fil va-t-elle se sentir réellement soutenue si vous n'êtes pas capable de l'écouter pour de vrai ? Ne risque-t-elle pas plutôt de ressentir de la frustration ou, pire, de la peine, car vous ne serez pas attentive à ce qu'elle traverse ?

Le oui pour faire plaisir, pour montrer qu'on est là, est une des principales causes de dispute et d'incompréhension. Vous aurez le sentiment d'avoir fait un effort et de lui avoir montré que vous êtes là pour elle en prenant son appel, mais, de son côté, elle aura peut-être l'impression que vous ne vous intéressez pas vraiment à ce qu'elle vous dit. Résultat ? Vous êtes encore plus fatiguée, car vous avez effectivement pris sur vous, elle est encore plus mal et frustrée, et ce qui devait être un oui de bonne intention génère finalement du ressentiment des deux côtés. Sauf bien sûr en cas d'urgence, il vaut mieux répondre honnêtement que vous êtes crevée ce soir et que vous préférez la rappeler le lendemain.

## Pourquoi est-il si compliqué de dire non ?

Parce qu'on ne nous a pas appris à le faire ! Le bon élève ne répond pas par la négative. Il obéit.

Parce que nous craignons le conflit, de ne plus être aimé, si nous osons montrer qui nous sommes vraiment, afficher nos opinions.

Parce que nous avons peur du regard des autres, de leur jugement.

Parce que nous redoutons de décevoir ceux que nous aimons, admirons ou craignons.

Parce que nous nous sentirions rejetés si l'on nous opposait un semblable non, et nous pensons que l'autre réagira de la même manière.

Parce que nous croyons qu'il est de notre devoir de dire oui.

Et je suis certaine qu'il existe de nombreuses autres raisons que je n'ai pas mentionnées.

C'est totalement humain. Nous sommes tous bourrés d'inquiétudes. C'est pour les dépasser qu'il est important de comprendre que dire non à certaines demandes permet de dégager du temps et de l'énergie pour offrir un grand OUI à d'autres. De plus, refuser une proposition à un moment donné ne signifie pas que l'on rejette la personne à l'origine de cette demande, bien au contraire ! Alors, renversons notre façon de voir les choses ! À qui, à quoi voulez-vous vraiment donner ce oui ?

## Définir ses priorités

C'est la première étape dans l'apprentissage du non !

Quelles actions sont le plus en accord avec vos valeurs, vos projets ? Quelles sont les raisons derrière ce que vous faites au quotidien ?

Prenez le temps de définir vos intentions de la journée, de la semaine, du mois. Vers où souhaitez-vous diriger votre énergie en premier lieu ? Cet exercice est valable dans votre vie personnelle comme professionnelle. Et l'ordre peut varier si les données changent. Ce n'est pas grave. Ce qui compte, c'est la décision.

Qu'il s'agisse de votre manager ou de vos clients, tout le monde a bien plus intérêt à ce que vous soyez efficace sur un dossier plutôt que de vous voir en bâcler deux.

Prenons un cas un peu plus extrême, celui d'un médecin aux urgences. Si un patient fait un arrêt cardiaque dans son lit, quelle est la marche à suivre ? Est-il plus logique qu'il fasse passer ce cas au premier plan, même si cela implique de faire attendre les autres ? Ou pensez-vous qu'il devrait coordonner la prise en charge depuis l'autre bout de la pièce tout en auscultant le malade suivant ? Il y a une limite au nombre de projets que nous pouvons mener à bien en parallèle, quel que soit le métier !

## Reconnaître ses limites

Bien souvent, le fait de vous connaître suffisamment pour savoir mettre des limites au nombre de projets que vous pouvez gérer simultanément ne vous vaudra pas les jugements que vous craignez, mais plutôt des questions de la part de ceux qui ignorent le sens même du mot limite, et surtout de celui de respect. En faisant cela, vous signalez à votre interlocuteur que sa demande est importante et mérite que l'on y réponde correctement et entièrement. Vous respectez ses besoins en lui montrant que vous avez compris ce qui serait nécessaire pour les satisfaire, même si cela signifie que vous ne pouvez pas le faire immédiatement. Le respect appelle le respect. Inversement, la manière dont vous vous traitez indique aux autres la manière dont vous les autorisez à agir envers vous. Si vous ne respectez pas vos propres limites, pourquoi le feraient-ils ?

Dans certains cas, ces limites sont évidentes ; dans d'autres, elles ne nous apparaissent que lorsque nous les dépassons. Soyez attentif aux émotions que vous ressentez en accomplissant une action qui vous paraît être possiblement à la limite de vos capacités. Si vous l'accomplissez avec succès, mais que cela vous laisse terriblement anxieux, en colère ou honteux, écoutez ce que votre corps essaie de vous dire. Ce que vous faites de cette information vous appartient.

Il arrive que des situations particulières nous poussent à dépasser consciemment nos barrières. Je le comprends parfaitement. Il est juste important d'accepter que cela aura des conséquences pour nous à un moment ou un autre. Savoir faire respecter ses limites au quotidien donne aussi une réserve plus importante pour les exceptions.

## S'entraîner à dire non

Lorsqu'on commence à refuser des propositions, des demandes, les premières tentatives peuvent être imparfaites – trop directes ou à l'inverse noyées dans les explications. Il faut souvent boire la tasse à plusieurs reprises avant de savoir nager correctement !

Quelques points à retenir pour vous aider à ajuster le tir :

- Vous n'êtes pas obligé de répondre du tac au tac. Il est tout à fait acceptable de demander un peu de temps pour réfléchir. De la même manière, ne vous sentez pas contraint de répondre dans l'instant à une question posée par sms ou autre message écrit sous prétexte qu'un accusé de réception permet à l'autre de savoir que vous l'avez bien reçue. Prenez un moment pour évaluer l'enjeu de chacun des scénarios envisageables, pour vous ainsi que pour l'autre partie.

- N'hésitez pas à demander un complément d'information pour être certain d'avoir saisi toutes les implications de votre décision.

- Si vous considérez que vous ne pouvez simplement pas refuser, exposez clairement vos limites et proposez de réfléchir aux alternatives possibles, voire négociez.

Prenons un exemple :

Chef : « Corinne, pourriez-vous donner un coup de main sur le dossier TrucMuche qui doit être fini dans deux jours, en plus du reste ? »

Corinne : « Pas de problème. Cependant, je suis en train de travailler sur le projet TrèsGros, et j'ai besoin de me concentrer pour avancer correctement. Souhaitez-vous que je recule sa date de rendu pour pouvoir vous aider sur TrucMuche ? »

- Vous n'avez pas besoin de chercher une excuse ni une justification à votre non. Nous passons souvent un temps fou à culpabiliser ou à nous demander quel serait l'argument le plus crédible pour refuser… C'est inutile ! Vous avez suffisamment de questions qui nécessitent toute votre énergie pour ne pas vous encombrer en plus de ces réflexions de pure convention.

# 4

# Parler de sa situation au travail

## Pour quoi faire ?

Votre téléphone se met à vibrer sur la table de réunion. Le numéro du médecin de votre maman s'affiche. Cela fait trois jours que vous essayez de le joindre, et voilà qu'il vous rappelle en plein milieu de la présentation de votre collègue. « Est-ce que je tente de répondre ? Qui sait combien de temps il me faudra pour réussir à l'avoir sinon… » Vous inventez une excuse et vous levez rapidement au moment où l'écran s'éteint. « Zut ! » Enfermé aux toilettes, vous tentez d'appeler le praticien, mais tombez cette fois sur sa secrétaire. « Le Dr Y est en ligne, il vous recontactera rapidement. » Passablement énervé par cette occasion manquée, vous retournez vous asseoir… Et votre écran se rallume. La journée sera longue.

Lorsqu'il s'agit de parler de sa vie personnelle au travail, il y a plusieurs écoles. Pour certains, c'est inenvisageable. Pour d'autres, il paraît au contraire normal de partager une partie de son quotidien avec ses collègues.

Je comprends très bien que l'idée de parler du proche que vous aidez soit compliquée pour vous. Peut-être craignez-vous que l'on vous juge, que l'on ne vous confie plus de gros projets si votre image devient celle de quelqu'un qui n'est pas très disponible parce qu'il s'occupe d'un membre de sa famille. Peut-être vous méfiez-vous de certains collègues. Peut-être considérez-vous que votre vie privée ne regarde que vous, que cela ne se fait pas de dévoiler son intimité au travail. Peut-être encore êtes-vous simplement pudique.

Toutes ces raisons sont parfaitement valables.

Le problème est que votre rôle d'aidant peut parfois impacter votre vie professionnelle – coups de fil à passer, retards, rendez-vous à honorer… Même si cela n'affecte pas la qualité de votre travail, cela peut se remarquer. Et vous connaissez la capacité infinie des gens à interpréter les actions des autres… Manque de motivation ou d'implication, incompréhension, malentendus : il y a de multiples manières dont ces petits moments peuvent être perçus de travers.

À la clé pour vous, encore plus de stress et de pression, et parfois un sentiment d'isolement assez difficile à vivre, en plus de ce que vous avez déjà à gérer. Le travail, qui est souvent une vraie bouffée d'air frais pour vous, peut se transformer en une cocotte-minute prête à exploser.

Faut-il en parler à tout le monde pour autant ? Pas forcément.

## Vers qui se tourner ?

Abordons tout d'abord la question des collègues.

Il n'y a pas de règle d'or les concernant, sinon : « partager, oui, mais pas trop ». C'est à vous de placer le curseur entre la vérité (ce qui vous permet de vous simplifier la vie) et la sécurité (ce qui vous protège du jugement et de la caricature). Choisissez les personnes à qui vous souhaitez vous confier et demandez-leur si elles acceptent d'en parler avec vous. Tout le monde n'est pas à l'aise sur le sujet. N'entrez pas dans les détails de votre quotidien avant d'être certain que vous le souhaitez tous les deux. Il est important de se rappeler que les collègues ne sont, en général, pas des amis, et que certains détails n'ont pas vocation à être partagés au travail. Les secrets n'existent pas vraiment… Il peut aussi vous arriver, une fois que vous aurez commencé à échanger, de réaliser que votre interlocuteur traverse une épreuve assez semblable à la vôtre ou l'a vécue il y a quelque temps ! Des millions de personnes sont concernées ; ce ne serait pas étonnant que vous ayez autour de vous au moins un autre aidant sans forcément le savoir.

Quoi qu'il en soit, ne parlez que si vous vous sentez vraiment en confiance. Si ce n'est pas le cas avec vos collègues, peut-être aurez-vous la possibilité d'échanger avec une assistance sociale, un référent handicap/aidant… Tout dépend de votre employeur. Gardez en tête que l'objectif est d'abord de vous soulager, pas de vous angoisser davantage. Il n'est absolument pas obligatoire d'informer votre manager si votre situation n'impacte pas l'organisation de votre équipe ni la vôtre.

En fonction de votre emploi et de la taille de votre organisation, vous pourrez avoir besoin de vous tourner vers votre supérieur, votre patron ou encore vers les ressources humaines si vous sentez que vous avez besoin de quelques aménagements pour pouvoir continuer à travailler correctement. Ne les prenez pas à part soudainement, en particulier pendant un moment de stress. Cette conversation nécessite un vrai temps dédié. Demandez un rendez-vous pour parler de votre situation professionnelle ou de vos performances.

## Comment préparer son entretien ?

### *Faites le tour de vos qualités*

Commencez par remonter quelques chapitres en arrière afin de reprendre l'exercice de la fiche de poste. Avoir en tête les compétences qui vous sont utiles au travail vous sera précieux.

### *Listez vos besoins*

Faites le point sur ce qui pourrait réellement faciliter votre quotidien en termes d'aménagement, mais aussi de réorganisation (provisoire ou permanente) de vos missions, si vous le jugez nécessaire.

Les solutions des uns ne conviennent pas forcément aux autres. Souhaiteriez-vous des horaires plus flexibles, la possibilité d'arriver plus tôt, plus tard, de vous absenter pour accompagner votre proche à quelques rendez-vous ? Le télétravail vous faciliterait-il la vie, même quelques jours seulement par semaine ? Auriez-vous besoin de vous rapprocher géographiquement de votre proche ? Peut-être existe-t-il des possibilités de mobilité interne. Dans certaines grandes entreprises (même si l'information n'est pas toujours disponible facilement), des accords donnent la priorité aux salariés aidants pour des postes permettant de se rapprocher de la personne aidée.

En ce qui concerne le contenu même de votre poste, de nombreux outils peuvent vous aider à identifier les tâches les plus importantes et celles que vous pourriez déléguer ou reporter. J'apprécie particulièrement la Matrice Eisenhower. C'est un tableau qui vous permet de ranger vos tâches dans quatre cases distinctes : urgent et important (à faire immédiatement) / urgent mais pas important (à déléguer) / pas urgent mais important (à reporter) / ni urgent ni important (à éliminer).

### À vous de jouer !

Voici un modèle vierge pour que vous puissiez faire un petit bilan de votre quotidien. Cela fonctionne aussi très bien avec les choses que vous avez à accomplir en dehors du travail, par exemple pour votre proche.

| | |
|---|---|
| Urgent et important :<br>À FAIRE | Urgent et non important :<br>À DÉLÉGUER |
| Non urgent mais important :<br>À REPORTER | Ni urgent ni important :<br>À ÉLIMINER |

### *Anticipez les situations les plus probables*

Réfléchissez aux scénarios les plus plausibles compte tenu de votre quotidien d'aidant. Accompagner votre proche chez le médecin ? Devoir répondre aux appels des aides à domicile ? Partir précipitamment ? Être en retard le matin ?

Cela vous permettra de réfléchir d'abord de votre côté, puis avec votre supérieur, aux moyens les plus efficaces pour que chacun puisse réagir et s'adapter. Il est impossible de tout prévoir, bien entendu, mais on peut imaginer des systèmes et des stratégies en équipe pour faire face aux imprévus.

## De quelle manière aborder les choses avec son manager ?

Il n'y a pas de solution unique. Ce qui compte d'abord, c'est de montrer que vous êtes impliqué, motivé, et que vous cherchez à faire ce qui est le mieux.

N'hésitez pas à vous inspirer de la méthode de communication que j'aborde en détail dans mon livre *Être présent pour ses parents*[1].

En fonction de votre situation, de votre personnalité et de celle de votre responsable, deux grandes manières de poser les choses s'offrent à vous.

### *1. Transparence et réassurance*

- Commencez par exposer vos difficultés actuelles, en donnant une idée de la durée envisagée (s'il est possible de l'estimer, bien entendu). Par exemple : « Mon mari a un cancer. Pendant ses périodes de traitement, il ne se sent pas très bien, j'ai parfois besoin de m'absenter pour l'accompagner chez un professionnel de santé. Il est prévu que cela dure quelques mois. »

- Transposez ces faits dans votre vie professionnelle : « Cela va entraîner quelques absences ponctuelles, et parfois des retards ou la nécessité de partir plus tôt. »
- Dites à votre supérieur ce que vous attendez de lui, ce dont vous avez besoin. Échangez également sur la manière dont vous pourriez réagir en équipe lorsqu'une telle situation se produit. Utilisez les scénarios auxquels vous avez réfléchi précédemment pour montrer votre capacité d'anticipation et votre envie de trouver une solution ensemble.
- Proposez-lui de faire un essai sur quelques semaines et d'ajuster votre organisation en fonction de la manière dont se déroulent les choses.
- Rassurez-le sur votre implication et votre envie de vous investir à ses côtés. Vous pouvez aussi discuter avec lui, si vos collègues ne sont pas encore au courant de votre situation, de ce qui devrait leur être dit et dans quelles limites.

## *2. Confiance et organisation*

- Vous pouvez commencer l'entretien en demandant à votre manager s'il est satisfait de vos performances actuelles, de votre fiabilité, de votre investissement, et rebondir sur ses remarques positives pour lui expliquer que cette manière de travailler qu'il apprécie est en partie due aux compétences que vous avez acquises en tant qu'aidant.

- Enchaînez en lui exposant votre situation.
- Continuez en lui disant que vous souhaiteriez qu'il vous aide à vous soulager d'une partie de la pression que crée ce cumul et à devenir ainsi encore meilleur.
- Expliquez-lui précisément ce dont vous avez besoin et ce que vous attendez de lui.
- Proposez-lui de faire un essai pendant quelques semaines, puis d'ajuster votre organisation en fonction de la manière dont se seront déroulées les choses.

Vous pouvez tout à fait mêler ces deux approches afin de trouver la solution qui vous convient le mieux. L'essentiel est que vous vous sentiez à l'aise pour mener cette discussion importante.

Vous l'aurez compris, avant de faire évoluer le regard des autres, il est important de vous aider à changer celui que vous portez sur vous. Cette confiance en vous, en vos aptitudes, vous la méritez. Être conscient de sa valeur n'a rien à voir avec de l'arrogance. C'est une force que vous pourrez utiliser chaque jour, de la manière dont vous le déciderez. Après tout, comme le disait le philosophe Ralph Waldo Emerson, « la confiance en soi est le premier secret du succès[2] ».

# Partie III

# Faire bouger les choses

# 1

# Tous les arguments dont vous avez besoin pour démonter les préjugés et les stéréotypes sur les salariés aidants

Certaines idées reçues ont la peau dure, qu'elles viennent de vos collègues, du DRH ou même de votre patron. Elles reposent avant tout sur un manque de maîtrise du sujet. Or c'est quelque chose sur quoi vous pouvez agir. Voici une autre citation pour vous encourager, que l'on doit cette fois à Francis Bacon : « La connaissance est en elle-même puissance[1]. »

Vous trouverez dans ce chapitre des arguments clairs, des chiffres précis, pour ne plus jamais rester à court de mots et pour convaincre même le plus ignorant des critiques. Loin d'avoir été inventées pour l'occasion, ces phrases m'ont toutes été dites ou rapportées telles quelles.

*« Personne n'est concerné dans mon entreprise/institution. »*

Malheureusement, cette affirmation est souvent utilisée comme un alibi pour ne rien mettre en place. Cependant, à moins que votre entreprise soit une TPE (une très petite entreprise, comptant moins de dix salariés), il est statistiquement fort improbable que pas un seul de vos salariés ne soit touché par le problème. En France, pour rappel, un salarié sur cinq cumule emploi et rôle d'aidant, ce qui représente plus de 6 millions de personnes (ce chiffre passera à un sur quatre d'ici à 2030).

*« Je le saurais si quelqu'un était concerné. »*

Assez invraisemblable, là encore. Cette phrase est d'ailleurs souvent prononcée en tandem avec la précédente.

Pourquoi n'est-ce pas crédible ? Pour deux raisons.

La première : de nombreux aidants ne réalisent pas forcément eux-mêmes qu'ils entrent dans cette catégorie ! En effet, les derniers chiffres montrent qu'un tiers des salariés aidants n'avaient pas conscience de leur situation avant d'entendre parler du terme[2].

La seconde : il est illusoire de penser que tous les salariés concernés informent leur employeur. En 2022, d'après une étude, c'était le cas de seulement 26 % d'entre eux[3]. Le fait que parler de ce sujet soit encore compliqué, et même presque tabou pour beaucoup d'employés, exonère certains dirigeants de leurs responsabilités. Pas vu, pas pris !

*« Il n'y a vraiment qu'en France qu'on se prend la tête sur ce genre de question. »*

Passons sur le sous-entendu négatif (je vous laisse le soin d'y répondre selon vos propres opinions) pour nous intéresser au fond de la remarque. Serions-nous vraiment les seuls à nous préoccuper du sujet des aidants ? Non seulement c'est faux, mais nous sommes même très en retard par rapport à de nombreux pays ! Quelques exemples pour vous donner une petite idée :

- Finlande : dès le début des années 1980, certaines municipalités ont mis en place, à titre expérimental, des allocations pour les proches aidants de personnes âgées, handicapées ou souffrant de maladies chroniques.
- Grande-Bretagne : le Carers Recognition Act (loi sur la reconnaissance des aidants) date de 1995.
- Australie : les aidants ont gagné une reconnaissance légale dans le système de sécurité sociale en 1985.

En France, il a fallu attendre 2015 pour que le terme « aidant » entre dans la loi. Ironique, non ?

*« Cela coûte cher de soutenir les salariés qui sont aidants ! »*

Certes. Mais cela coûte encore plus cher de ne pas le faire !

Cet argument revient très souvent dans les discussions, et il est un frein majeur à la mise en place d'actions. Je ne compte plus le nombre de fois où je l'ai entendu formuler, soit sous cette forme, soit dans une de ses variantes, comme : « Les chiffres d'abord, l'humain ensuite. » (Oui, oui.)

Besoin de chiffres ? En voici.

La France ayant beaucoup de mal à réaliser des études dans ce domaine (ce qui, là encore, fournit une excuse à certains pour ignorer la question), je vous propose un petit panorama franco-international qui révèle non seulement les coûts cachés de l'absence de soutien, mais également le fait que, pour les patrons des pays les plus avancés dans l'accompagnement des salariés aidants, ces mesures ont du sens économiquement.

Commençons par les chiffres français : en 2020, selon l'Observatoire de la Macif, 17 % des aidants actifs ont dû aménager leurs horaires, 12 % réduire leur temps de travail, 10 % arrêter leur activité et 5 % changer d'emploi[4]. Ce n'est vraiment pas négligeable ! Et les 25-34 ans sont loin d'être épargnés : dans cette enquête, 10 % d'entre eux déclaraient devoir trouver un autre travail, et 10 % devoir demander une mutation géographique.

Le guide « Salariés aidants, mode d'emploi » d'AXA Prévention estime même que l'ignorance de la situation des aidants salariés aboutit à une baisse de croissance de l'entreprise sur le moyen et long terme, notamment en ce qui concerne les TPE-PME (très petites entreprises et petites et moyennes entreprises)[5].

Voyons maintenant ce qu'il en est à l'international.

Une publication a estimé que le coût de l'aidance en termes de perte de productivité pour les entreprises américaines oscille entre 17,1 et 33 milliards de dollars par an. Ces chiffres reflètent l'absentéisme (5,1 milliards de dollars), le passage d'un temps plein à un temps partiel (4,8 milliards de dollars), le remplacement des employés (6,6 milliards de dollars) et les ajustements des journées de travail (6,3 milliards de dollars)[6].

De manière plus générale, des estimations récentes dans les pays anglo-saxons avancent un coût annuel de 1 500 euros par aidant pour les entreprises[7].

Ne pas soutenir ses salariés aidants est clairement très onéreux. La bonne nouvelle ? Toutes les études s'accordent à dire qu'il est en revanche très profitable pour les employeurs de le faire.

L'une d'elles, réalisée en 2012 auprès de 223 dirigeants britanniques, a montré que les effets bénéfiques pour les organisations sont reconnus par une vaste majorité d'entre eux. Ils considèrent ainsi que ces mesures ont eu un impact important, ou du moins notable, sur leur capacité à attirer et fidéliser leur personnel, tout en améliorant le moral des employés et leur engagement auprès de l'entreprise, en réduisant les coûts et les besoins de recrutement et en diminuant les congés maladie et l'absentéisme[8].

Dans la même veine, un rapport réalisé en 2013 par le gouvernement britannique indique que la mise en place de supports de compréhension et d'accompagnement des personnes en situation d'aide au sein de l'entreprise produit des bénéfices partagés par l'ensemble de l'organisation[9].

En plus d'une réduction de l'absentéisme (pour 88 %), cette étude met également en évidence la plus grande efficacité des équipes de travail (+ 75 %) ainsi qu'une augmentation de la productivité (+ 69 %) et une amélioration du management (+ 80 %).

Le soutien aux salariés aidants est également très important pour la marque de l'employeur, ce qui est loin d'être négligeable sachant que 95 % des candidats se renseignent avant de postuler[10] !

Bref, ne pas accompagner ses salariés aidants est une stratégie plus que perdante.

*« C'est un truc de vieux de s'occuper d'un de ses proches. »*

Faux, là encore. L'âge moyen de début de l'aidance chez les salariés du privé était de 36 ans en 2022[11]. D'ailleurs, une étude publiée en 2023 estime que, en France, environ 450 000 étudiants sont ce que l'on appelle des « jeunes adultes aidants », qui arriveront donc très vite sur le marché du travail[12].

*« On dramatise : l'impact pour les salariés n'est pas si important que cela. »*

Avec 58 % des salariés aidants qui considèrent être en difficulté physique et morale, c'est sûr, rien ne presse[13]. (Oui, c'est de l'ironie.)

Selon l'Observatoire des salariés aidants de Malakoff Humanis, 43 % d'entre eux jugent leur état de santé mentale moyen ou mauvais (contre 34 % pour l'ensemble des salariés)[14]. Par ailleurs, 28 % se déclarent en situation de souffrance psychologique (contre 19 %) et 34 % se sentent souvent à bout de forces (contre 24 %). De même, un tiers des salariés aidants indiquent avoir des troubles du sommeil (contre 29 %).

Enfin, 54 % se disent épuisés professionnellement (contre 49 %), et 49 % stressés au travail (contre 39 %).

*« Cela ne prend pas énormément de temps d'aider un proche, on exagère ! »*

Dix heures et demie par semaine : c'est la charge moyenne hebdomadaire du salarié aidant selon l'OCIRP[15]. Et ce n'est qu'une moyenne. Plus d'un aidant salarié sur six consacre plus de vingt heures par semaine à son proche[16]. Il faut également savoir que si 65 % des aidants s'occupent d'une seule personne, 35 % en soutiennent plusieurs, ce qui est bien entendu chronophage.

J'espère que ces quelques arguments vous permettront de clouer le bec à ceux qui pourraient remettre en question l'importance de soutenir les salariés aidants, autant pour eux que pour les employeurs, et ce dans tous les domaines, indépendamment de la taille des organisations. Et si vraiment ce n'était pas suffisant, envoyez-les-moi !

# 2

# Managers, RH, dirigeants : ce que vous pouvez faire pour vos salariés aidants

Une multitude de mesures peuvent être mises en place, doublées d'une manière de se comporter en tant que manager ou RH qui améliorera la qualité de vie des salariés aidants. N'hésitez pas à faire passer ce chapitre aux concernés si vous n'êtes ni l'un ni l'autre. C'est tous ensemble que nous ferons bouger les choses !

## Je suis manager ou RH : que puis-je faire pour soutenir efficacement mes collègues aidants ?

Si votre direction n'est pas encore au point sur la question, vous pouvez lui transmettre les informations chiffrées exposées au chapitre précédent pour lui permettre d'évoluer. Mais vous pouvez aussi, par vos propres actions, faire une réelle différence dans le quotidien des concernés.

### *Approfondir vos connaissances sur le sujet*

Si vous lisez ces quelques pages parce que l'un de vos collaborateurs vous a prêté ce livre, commencez par prendre connaissance de la liste (non exhaustive) des tâches réalisées par les aidants, au premier chapitre. Il est primordial d'améliorer votre compréhension de leur quotidien afin d'être capable de proposer un soutien adapté. Si vous souhaitez maîtriser la question plus en profondeur, je vous invite à parcourir mon ouvrage *Aidants, ces invisibles*[1].

### *Savoir reconnaître les signaux d'alerte et évaluer la situation*

Comment savoir si un de mes collaborateurs est concerné ? Sachant que peu de salariés osent parler, c'est une interrogation légitime que je rencontre très régulièrement. Il va falloir avant tout vous armer de deux qualités : observation et écoute.

Les indices sont plus ou moins flagrants. Dans certains cas, il faudra être particulièrement attentif pour les repérer, mais cela en vaut vraiment la peine.

#### Modifications du comportement : que rechercher ?

Ces signes ne seront pas forcément tous présents. Ils peuvent se manifester de manière très progressive et s'étaler dans le temps.

- Un air plus fatigué que d'habitude, des cernes marqués, une expression préoccupée ou triste (pas forcément chaque jour, mais fréquemment)
- Une diminution de la concentration et de l'attention (« décroche » parfois en réunion, fait répéter les consignes données à l'oral…)

- Des retards et/ou des départs précipités réguliers
- Une frustration importante (plaintes récurrentes, attitude plus négative, cynisme, expression passive-agressive…)
- Une perturbation du rythme de travail (par exemple, un collaborateur normalement « réglé comme une horloge » qui perd pied peu à peu)
- Une diminution de la participation aux moments de convivialité (assiste de moins en moins, voire plus du tout, aux pots de départ et déjeuners, qu'il honorait toujours de sa présence)
- Une humeur très changeante, parfois à fleur de peau
- Des dépassements de date dans le rendu des dossiers
- Une multiplication des absences pour maladie

Quelques questions à vous poser pour approfondir :

- Congés fractionnés soudains : remarquez-vous des durées peu adaptées à la récupération, par exemple des demi-journées prises plus fréquemment ? Cela peut être le signe que votre collaborateur accompagne son proche à l'un de ses rendez-vous, en particulier quand elles sont posées à la dernière minute.
- Passe-t-il plus souvent des coups de fil personnels (en se mettant à l'écart) ?
- Le sentez-vous plus réticent à participer à de nouveaux projets ?
- Avez-vous l'impression qu'il cherche beaucoup plus souvent à justifier ses actions, même les plus anodines ?

Il peut y avoir d'autres signes, car chaque situation est différente. Mais si vous en repérez un ou plusieurs de la liste qui précède, il y a de forts risques que votre collaborateur traverse un moment difficile et ait besoin de soutien. Ces indices sont l'expression d'un stress important, et il est urgent de mettre en place un véritable accompagnement.

### *Créer un environnement de travail bienveillant*

Soyons clairs, les bénéfices de ce type de culture interne ne se limitent pas aux salariés aidants. Mais que signifie exactement un « environnement de travail bienveillant » ? C'est pour moi un lieu où chaque employé se sent soutenu, écouté, porté vers son potentiel maximum. Un espace où le moindre murmure d'inquiétude est entendu et traité, et non pas balayé sous le tapis de l'indifférence. Où l'on peut parler sans crainte des répercussions. Où l'engagement n'est pas une corvée, mais plutôt un choix, une envie. Après tout, on reçoit souvent à hauteur de ce que l'on donne.

Et si l'impulsion de cet esprit collectif est souvent donnée par la direction, nous avons tous notre rôle à jouer pour le développer à notre échelle.

Cela passe par l'écoute et une bonne communication.

## Savez-vous réellement écouter ?

Nous sommes souvent maladroits dans notre écoute de l'autre, tout en étant persuadés d'être très compétents en la matière.

Écouter, c'est être capable de mettre ses pensées sur pause, de se concentrer uniquement sur le récit de l'autre, ses intonations, ses mouvements, ses gestes. C'est souvent faire l'effort de ne pas l'interrompre, de le laisser aller jusqu'au bout de sa pensée, même quand elle consiste dans un reproche envers nous ou qu'elle nous est simplement désagréable. Donner le temps à la personne avec qui nous échangeons de terminer sa critique ne signifie pas reconnaître nos torts. C'est respecter ce qu'elle tente de nous dire et les souffrances qui peuvent se cacher derrière[2].

Beaucoup de choses ne sont pas « écouter ».

Essayer de résoudre le problème qu'évoque votre collaborateur alors qu'il ne vous a pas demandé votre avis et veut juste partager ce qu'il traverse en est un très bon exemple. Lorsqu'il vous expliquera sa situation, ne cherchez pas immédiatement une solution pratique. Dans la majorité des cas, votre interlocuteur se sentira frustré, car il attendait votre attention pleine et entière, et non que vous commenciez à réfléchir au milieu de la conversation à ce qu'il pourrait tenter pour résoudre le souci.

De même, interrompre l'autre, finir sa phrase à sa place ou encore répondre en mettant en avant son expérience personnelle ne sont pas « écouter ». Par exemple, votre collègue vous dit qu'elle se sent fatiguée en ce moment. Si vous lui répondez : « Oh oui, moi aussi, surtout avec le dossier TrucMuche », et que vous enchaînez en ne parlant que de vous, vous ne tenez aucun compte de ce qu'elle ressent. Avec le temps, elle risque d'avoir moins envie de se confier à vous, car elle ne se sentira pas considérée. Pourtant, là encore, vous aurez sûrement eu l'impression d'aider et d'avoir été là pour elle. Il est important de garder en tête qu'écouter l'autre, ce n'est pas parler de soi (sauf si on vous le demande !)[3].

Dans leur ouvrage *L'art perdu de l'écoute*, Michael Nichols et Martha Straus proposent un quiz pour déterminer si vous savez vraiment, ou non, écouter les autres[4]. Voici quelques-unes des questions posées. Prenez le temps d'y répondre, cela vous permettra de faire un petit bilan de vos capacités.

Quand quelqu'un s'adresse à vous :

1. Lui faites-vous sentir que vous vous intéressez à lui et à ce qu'il a à vous dire ?
2. Pensez-vous à ce que vous souhaitez répondre, alors que l'autre est encore en train de parler ?
3. L'interrompez-vous avant qu'il ait fini ?
4. Lui permettez-vous de se plaindre sans vous disputer avec lui ?
5. Donnez-vous des conseils avant qu'on vous l'ait demandé ?
6. Partagez-vous des expériences que vous avez vécues plutôt que d'inviter l'autre à développer ce qu'il vous dit ?
7. Reformulez-vous ce que l'autre vous a fait savoir pour être sûr d'avoir correctement compris ?

Ce test ne vise pas à vous juger, mais au contraire à vous permettre d'analyser la manière dont vous réagissez, et peut-être de trouver des pistes d'amélioration. Pour soutenir correctement vos collègues aidants, il est important de faire preuve d'une bonne écoute.

## Savoir communiquer : unes des clés du bien-être de vos collaborateurs

Il existe plusieurs façons de communiquer. J'apprécie particulièrement la méthode CNV (communication non violente), développée par le psychologue Marshall B. Rosenberg dans son ouvrage *Les mots sont des fenêtres (ou bien ce sont des murs)*[5]. Bien que son nom soit un peu surprenant, elle est d'une redoutable efficacité une fois qu'on réussit à la maîtriser.

Cette technique simple est basée sur quatre piliers : sortir de tout jugement, identifier les comportements et situations qui nous touchent, et de quelle manière, enfin apprendre à définir et exprimer clairement ce que nous souhaitons à un moment donné.

1er pilier : observer

Nous avons tendance à émettre des jugements sur les autres et leurs actions plutôt que de constater des faits. Nous avons été conditionnés, culturellement, à utiliser des concepts comme « bon », « mauvais », « normal », « anormal », au lieu de décrire ce qui se passe[6]. L'observation pure et simple passe souvent à la trappe. Or vous devez réussir à faire une distinction explicite entre ce concept et le jugement. C'est primordial lorsque vous vous adresserez à un collaborateur aidant, mais également parce que votre façon de faire pourra être prise comme modèle. Votre équipe doit savoir ce que signifie « observer sans évaluer ».

Par exemple, ne dites pas à votre collègue : « J'ai l'impression que vous ne vous intéressez plus à la vie de l'entreprise » (c'est un jugement), mais plutôt : « Les trois derniers événements que nous avons organisés ont eu lieu en votre absence » (c'est un fait).

2e pilier : exprimer ce que l'on ressent

C'est souvent très compliqué au travail ! Et pourtant, réussir à mettre des mots sur nos sentiments est une manière efficace de communiquer. De même, entendre la manière dont votre collègue se sent, par exemple pendant ou après un entretien ou un conflit, vous permettra de comprendre ce dont vous avez besoin pour agir ou rectifier la situation.

3e pilier : exprimer ses besoins

Aborder l'autre en lui disant clairement ce que nous ressentons et ce dont nous avons besoin, plutôt que ce qu'on lui reproche, facilite non seulement l'échange, mais également les relations sur le long terme.

Exemple : « La date de rendu de vos dossiers a été dépassée deux fois ce mois-ci. Je me sens inquiet, car j'ai besoin de pouvoir compter sur vous lorsque vous vous engagez à réaliser quelque chose. » Dans cette phrase, la première partie représente une observation, la deuxième un sentiment, la troisième un besoin.

4e pilier : formuler une demande

Il s'agit de dire clairement à l'autre la manière dont il peut répondre à notre besoin et, pour cela, d'être précis dans la façon dont nous nous exprimons. Par exemple, il vaut mieux formuler des demandes positives (« J'aimerais que vous me préveniez par e-mail si vous devez vous absenter ») plutôt que négatives (« Je ne veux pas que vous partiez sans rien dire »). Ainsi, vous pouvez trouver un *modus operandi* qui vous convienne à tous les deux, vous et votre collaborateur.

Armé d'écoute et d'une communication solide, avec un peu d'empathie et de bienveillance, vous avez toutes les cartes en main pour créer un environnement de travail positif et sécurisant. Ce climat de confiance facilitera le partage et permettra à vos collaborateurs d'oser vous parler.

### *Soutenir vos collègues aidants*

Dans certains cas, le cadre bienveillant que vous avez mis en place sera suffisant pour qu'ils s'ouvrent à vous. Dans d'autres, vous devrez faire le premier pas si vous repérez quelques-uns des signes que nous avons mentionnés plus haut. Quoi qu'il arrive, il sera primordial que l'entretien se déroule dans de bonnes conditions. Ne cherchez pas ce qui sera le plus simple ou le plus pratique, mais plutôt ce qui vous mettra, vous et votre collègue, le plus à l'aise. Prévoyez du temps, un endroit calme (idéalement, sans distraction ni possibilité pour d'autres personnes d'entendre la conversation). Choisissez également un moment où aucun de vous deux n'est accaparé mentalement par quelque chose qui pourrait l'empêcher de participer pleinement à l'échange – par exemple, pas à quelques heures du rendu d'un gros dossier ni un jour d'inventaire. Si votre collaborateur souhaite initier une conversation et que ces conditions ne sont pas réunies de votre côté, proposez-lui de planifier l'entretien à un autre moment pour que vous puissiez être à son écoute sans distraction.

#### Préparer le premier entretien

Celui-ci a plusieurs objectifs :

- Tout d'abord, savoir comment va votre collègue ! Les signaux dont nous avons parlé indiquent que quelque chose ne va pas, qu'il est soumis à un grand stress. Cela ne veut pas nécessairement dire qu'il est aidant, mais en tout cas qu'il vit une situation complexe.

- Comprendre son état d'esprit et les contraintes auxquelles il fait face, ainsi que la temporalité, si possible.
- Évaluer les changements qui peuvent être apportés dans l'organisation de son travail.
- Prévoir ensemble un plan pour l'aider à traverser ce moment.

Cet entretien peut avoir lieu lors de l'évaluation annuelle ou, si celle-ci est loin dans le temps, être organisé de manière plus informelle.

Je sais que de nombreux managers et RH ne sont pas forcément à l'aise avec le type de conversation qui va suivre. C'est normal, personne ne vous a appris ce que vous deviez faire ou dire ! Et vous pouvez vous sentir coincé entre l'envie de soutenir votre collègue et la crainte d'envahir sa vie privée. Vous êtes humain, personne n'est parfait. Mais si vous lisez ces pages, c'est que vous avez envie d'aider, et c'est déjà extrêmement important. Je vais donc faire une petite parenthèse pour vous remercier, car le changement passe par des personnes comme vous qui, chacune de leur côté, décident d'en être un vecteur à leur échelle, malgré l'angoisse de mal faire ou d'être regardées de travers.

Voici quelques conseils pour que la discussion se passe le mieux possible.

Vous pouvez la préparer en amont en listant des questions qui vous paraissent importantes pour accompagner votre collaborateur de la manière la plus efficace possible. Par exemple :

- Comment allez-vous ? (Basique, mais fondamental !)
- Comment se passe le quotidien avec vos collègues ?

- Comment vivez-vous la situation ?
- Êtes-vous entouré ?
- Quelles difficultés rencontrez-vous dans votre organisation au travail ?
- Quel rôle aimeriez-vous que nous (manager/RH/direction/entreprise/organisation) ayons à vos côtés ? Quelles sont vos attentes ?
- De quels moyens auriez-vous besoin pour faire baisser un peu la pression et pouvoir gérer plus facilement les choses ?
- Souhaitez-vous que nous fassions le tour de vos missions pour voir ce qui peut être décalé ou délégué ?
- En avez-vous parlé à d'autres personnes dans l'entreprise ?

Cette dernière question est particulièrement importante. Il est primordial que vous ne trahissiez pas la confiance de votre collaborateur ; ce qu'il vous dit devra donc rester confidentiel. Cependant, pour l'aider au mieux, vous pourrez avoir besoin d'impliquer d'autres membres de l'équipe. Ne le faites surtout pas sans en avoir discuté avec lui au préalable et avoir obtenu son autorisation. Dans l'idéal, encouragez-le à aborder le sujet de lui-même avec ces personnes.

Il est crucial de réfléchir en amont aux messages que vous souhaitez lui faire passer et de vous renseigner sur les dispositifs qui pourraient lui être proposés. Enfin, priorisez les tâches sur lesquelles il travaille afin de pouvoir, si nécessaire, revoir ses objectifs pendant quelques mois et être au clair sur ce qui doit absolument être fait et ce qui peut attendre.

### Durant l'entretien

Pendant la rencontre, rassurez-le fréquemment. En effet, 44 % des salariés aidants craignent de perdre leur emploi (un pourcentage bien plus élevé que chez les autres)[7]. Il est très important de lui montrer que cette crainte est infondée et que vous êtes là pour que tout se passe bien. Cela allégera déjà une partie de la pression qu'il subit. De même, remerciez-le de sa confiance et de vous avoir prévenu. Grâce à sa proactivité, vous allez pouvoir trouver ensemble une organisation satisfaisante.

Cet entretien est le moment de mettre à profit vos qualités d'écoute et de communication. N'hésitez pas à reformuler ce que vous entendez pour être certain de comprendre les tenants et aboutissants.

Par exemple, si l'on vous dit : « Je risque d'avoir des imprévus, car maman a la maladie d'Alzheimer et il y a beaucoup d'événements assez inattendus », vous pouvez répondre : « Pour être sûr de bien comprendre ce que cela signifie, vous me prévenez que vous risquez d'être parfois en retard le matin, de devoir peut-être partir plus tôt, ou même d'avoir besoin de quitter le travail en urgence dans certains cas, est-ce bien cela ? Je ne vous demande pas cela pour vous juger, mais pour que nous puissions nous organiser. »

Il est possible que, la situation étant particulièrement lourde et chargée en émotions, votre collaborateur se mette à pleurer. Je sais que cela met souvent très mal à l'aise les managers/RH, comme beaucoup d'entre eux ont pu me le confier… Croyez bien que cela met tout aussi mal à l'aise votre collègue. Petit rappel à toutes fins utiles : vous êtes tous deux des êtres humains. Les larmes sont une réaction biologique normale au stress ; rien d'exceptionnel ni de dramatique. Aucune raison de se sentir honteux ! Même Sheryl Sandberg, directrice générale de Facebook et auteure du livre *En avant toutes*[8], a avoué qu'elle pleurait parfois au travail et se bat pour que cela ne constitue plus un tabou[9]. N'ignorez pas cette réaction si elle se produit sous vos yeux ! Cela ne fera qu'accentuer le malaise. La manière dont vous agirez dépendra surtout de votre relation et de l'ancienneté de votre collaboration. Cela peut consister simplement à offrir un mouchoir. L'essentiel est de ne pas juger la personne. Évitez les phrases bateau comme « courage » ou « ça va aller ». Validez plutôt les émotions de votre collaborateur d'abord, en lui indiquant que sa réaction est raisonnable et qu'il a le droit de ressentir ce qu'il éprouve. Ensuite, assurez-le de votre soutien. Et surtout, résistez à la tentation de partager une expérience similaire, sauf s'il vous le demande. C'est le moment d'écouter sincèrement. De la même façon, vous pouvez être touché, ému, par l'histoire de votre collègue. Essayez de ne pas réagir à chaud, même si c'est parfois difficile.

Attention aussi à ne pas tomber dans l'excès inverse. Vous n'êtes pas psychologue. Ne posez pas de questions trop personnelles. Laissez-le dévoiler ce qu'il souhaite, ne cherchez pas forcément à en savoir plus. Vos interrogations doivent concerner avant tout ce qui vous regarde, vous, ce qui a trait aux contraintes et à l'organisation au travail, pas à l'état de santé de son proche.

Ce premier entretien doit vous servir à comprendre la situation d'ensemble, les obstacles que rencontre votre collaborateur, ce qu'il considère comme des mesures utiles pour l'aider. Ne déclenchez pas d'emblée le plan ORSEC ! J'ai entendu une histoire intéressante dans le podcast « Plan aidants[10] », celle d'un manager qui avait immédiatement proposé à sa collaboratrice de passer à 4/5e, alors qu'elle souhaitait simplement un peu de tolérance sur ses retards. Elle avait assez mal pris cette proposition maladroite, mais qui partait d'une bonne intention. C'est toute la difficulté de l'exercice.

Que cela ne vous empêche pas, au contraire, d'évoquer en détail la question des changements d'organisation. Selon l'impact que sa situation a sur votre collaborateur, il est crucial de travailler ensemble à un plan stratégique et de décider à quelle fréquence réévaluer l'efficacité et l'utilité de vos décisions.

Proposer des repères temporels est sécurisant à la fois pour lui et pour vous. Et faire des points réguliers vous permettra de suivre ses avancées et d'adapter votre accompagnement.

Il sera primordial d'avoir également une discussion sérieuse sur les objectifs et les performances attendues afin de s'assurer qu'ils restent atteignables sans ajouter de pression sur votre collègue.

Que pouvez-vous proposer concrètement ?

Toutes les situations sont uniques, mais il existe un certain nombre d'arrangements universels.

- Une tolérance vis-à-vis des retards ou des départs anticipés
- De la flexibilité sur les horaires et l'organisation personnelle
- Du télétravail (s'il le souhaite – ce n'est pas le cas de tous les aidants)
- Selon les cas, une mobilité au sein de l'entreprise ou, à l'inverse, une plus grande sédentarité si le poste implique de nombreux déplacements

- Le recours à des dispositifs internes (psychologue, assistante sociale, référent handicap/aidant...)
- N'oubliez pas de mentionner la possibilité d'échanger avec la médecine du travail

Les erreurs à ne pas commettre

- Traiter votre collaborateur différemment des autres
- Repousser ses possibilités de formation (sauf s'il vous le demande). Au contraire, offrez des options flexibles, comme des formations en ligne qu'il peut suivre à son propre rythme ou des formations internes qui peuvent être intégrées aux heures de travail. Cela pourra l'aider à se sentir plus confiant dans son poste et dans son avenir au sein de l'entreprise. Rassurer, c'est bien. Agir, c'est encore mieux !
- Ne pas réajuster régulièrement les priorités et définir des objectifs irréalistes
- Trahir sa confiance en dévoilant ce qu'il vous a confié sans son accord
- Attendre de lui qu'il rattrape tous ses moments d'absence ou de retard : c'est le meilleur moyen de le faire s'épuiser encore plus vite ! Quand il part précipitamment, ce n'est pas pour aller se reposer, c'est bien souvent dans le cadre d'une urgence, stressante. Lui demander de compenser systématiquement, c'est augmenter sa charge plus que le soutenir réellement.

## Je suis membre de la direction : que puis-je mettre en place pour soutenir mes employés aidants ?

Tout d'abord, merci à vous de lire ces pages. Merci de réaliser l'importance pour vos salariés d'une politique interne bienveillante, ouverte, flexible, mais avant tout humaine. Trop de managers et de RH avec qui j'ai pu échanger se sentaient limités, parce que leur volonté de faire bouger les lignes sur ce sujet se heurtait aux consignes du directeur.

Vous avez le pouvoir d'impulser une vraie modification de la culture de travail au sein de votre organisation. Vous pouvez être la personne qui permettra aux aidants d'accompagner leur proche tout en trouvant leur équilibre professionnel. Vous avez compris à quel point ils sont précieux et compétents.

Mais par où commencer ?

C'est simple. Que vous soyez une grande entreprise ou une organisation publique, une PME ou une association, la première étape est identique et absolument incontournable : faire changer les regards.

Cela paraît peut-être évident, mais de nombreuses directions font le choix inverse. Souvent, il est plus facile et plus valorisant de communiquer publiquement sur les mesures d'aide concrètes proposées, qui sont donc mises en place directement, sans réel travail sur la culture interne. Le résultat est presque toujours le même : les services ne sont quasiment pas utilisés et, après une phase d'incompréhension pour ceux qui les ont demandés et mis en place, on oublie leur existence. Procéder comme cela, c'est risquer de gâcher de l'argent et, pire, de compliquer encore davantage la vie des salariés aidants, qui sont bien présents dans votre entreprise, croyez-moi, mais n'ont pas pu avoir recours à ces dispositifs.

Pour comprendre le raisonnement, il est important d'identifier certains obstacles récurrents.

Le principal réside dans la méconnaissance du mot. Reprenons la définition d'« aidant » telle qu'elle est inscrite dans la loi française : « Est considérée comme aidant familial ou aidant de fait toute personne qui vient en aide à titre non professionnel, pour partie ou totalement, à une personne âgée dépendante ou une personne handicapée de son entourage, pour les activités de la vie quotidienne. Cette aide régulière peut être prodiguée de façon permanente ou non et peut prendre plusieurs formes, notamment : aide dans les activités de la vie quotidienne, aide à la préservation des liens sociaux, aide à la coordination[11]. »

Non seulement les proches accompagnant un patient atteint d'une maladie chronique se retrouvent exclus (alors qu'ils sont clairement aidants aussi), mais la description est assez floue. Je sais qu'elle l'est souvent pour les dirigeants d'entreprise, qui se demandent qui de leurs employés est concerné, mais elle l'est également pour les principaux intéressés.

Un deuxième obstacle, qui découle directement du premier, est le manque de connaissance sociétale, couplé à la relative confidentialité de la notion d'aidants et de leurs droits – malgré l'importance du nombre de personnes touchées. D'où cette problématique qui doit tous nous interpeller : le fait que les aidants eux-mêmes ne se reconnaissent pas toujours en tant que tels[12]. Pour vous montrer l'ampleur du phénomène, un chiffre : en

2022, 53 % des aidants ignoraient qu'ils l'étaient[13]. Le pourcentage baisse, mais encore trop lentement.

Essayez donc de monter une campagne de communication à destination d'une cible qui n'a pas conscience qu'elle est, justement, la cible. Vous obtiendrez peu de résultats, tout comme ces organisations qui mettent la charrue avant les bœufs – les mesures avant le changement de culture.

Troisième obstacle, tout aussi important : en l'absence d'un changement de regard, la crainte d'une mise au placard et d'une stigmatisation empêche encore un trop grand nombre d'aidants de parler, et donc de demander accès à des mesures de soutien.

Voilà pourquoi il est si crucial de travailler en priorité sur le changement de regard et de culture en interne. Si vous faites partie des organisations qui ont déjà mis des mesures en place, il n'est pas trop tard pour vous y atteler !

Le fait d'être aidant n'est pas une faiblesse à compenser. Il est temps de sortir de cette mentalité négative qui voit comme une anomalie à corriger tout ce qui s'écarte de l'idéal, à savoir ce que seule une machine peut accomplir. Différence ne signifie pas moindre performance. Ce n'est pas parce que les besoins de certains salariés évoluent avec leur situation qu'ils sont moins bons, au contraire. Cessons de regarder les gens comme des moyens d'atteindre des quotas, des cas à mettre en avant pour se donner bonne conscience. Le *carewashing*[14] bat son plein dans notre société. Les annonces s'enchaînent à l'occasion d'une journée nationale ou mondiale, avant d'être remballées jusqu'à l'année suivante, à la manière des sapins de Noël. Si vous lisez ces pages, vous savez que nous pouvons faire mieux. Nous le devons.

Faites du sujet une de vos priorités. Que vous soyez grand ou petit, privé ou public, peu importe. Formez vos managers, vos RH, vous-même. C'est le minimum, mais ce n'est pas suffisant. Vos employés doivent se sentir libres de discuter de ce qui leur arrive. En confiance. Et la confiance, cela ne se décrète pas. Cela se gagne. Montrez l'exemple. Valorisez ceux qui font preuve d'ouverture d'esprit, de bienveillance, de tolérance. Ne laissez personne se sentir jugé parce qu'il a une famille. Oui, le sujet de l'inégalité hommes-femmes, en particulier lorsqu'il s'agit de s'occuper des enfants, et celui des salariés aidants vont main dans la main. Un employé qui voit sa collègue mise de côté à son retour de congé maternité n'osera jamais dire qu'il accompagne l'un de ses proches.

Déconstruire les idées reçues, sensibiliser, informer… Tous ces mots sont des versions édulcorées du véritable objectif à atteindre : éduquer. Dans un monde qui n'enseigne pas la bienveillance, faites de votre organisation un lieu d'apprentissage de la tolérance et de la différence. Loin d'impacter négativement votre productivité, ce changement de regard permettra à vos employés de s'épanouir et de renforcer leur engagement. Traitez vos collaborateurs comme les humains qu'ils sont, avec le respect et l'empathie qu'ils méritent, et ils vous le rendront au centuple.

Ensuite seulement sera-t-il temps de parler des mesures qui peuvent être instaurées et qui, elles, varieront selon la taille de votre organisation. Elles sont bien entendu à ajouter aux actions proposées par les managers et RH, abordées au début de ce chapitre.

Campagnes internes, rubrique intranet, journées d'action, conférences : tout ce qui vise à marteler le message est utile, important et prioritaire. Peu importe le nombre de salariés, vous trouverez le format qui vous convient le mieux.

Une des solutions pratiques les plus efficaces au quotidien est la création d'un rôle de référent aidant. Il peut si nécessaire s'additionner à celui de référent handicap, même si, dans l'idéal, les séparer est plus intéressant. Ces personnes sont un bon maillon entre le salarié et sa hiérarchie, et peuvent aussi faire le lien avec la médecine du travail. Elles seront également une source d'information pertinente pour vos salariés. Il est bien sûr primordial qu'elles soient formées à l'accompagnement des aidants, car, même si l'on connaît le sujet, conseiller et soutenir quelqu'un ne s'improvise pas.

Autre outil à l'impact important : le soutien financier. Il peut être mis en place de différentes manières, en fonction des moyens de votre organisation. Il peut prendre la forme d'un complément de rémunération et aller jusqu'au maintien du salaire lorsque le salarié prend un congé proche aidant (la faible indemnisation de cette mesure est une des raisons principales du peu de recours que l'on observe aujourd'hui), mais également d'une aide ponctuelle ou permanente en complément du revenu. Vous pouvez aussi vous engager à améliorer le droit à la retraite complémentaire pour les périodes d'interruption de carrière liées au rôle d'aidant. Accompagner un proche est souvent très onéreux, et certains employés se retrouvent de ce fait dans des situations financières compliquées.

Vous pouvez aussi décider d'innover et d'aller à la rencontre de vos futurs salariés aidants : rencontrez des étudiants aidants, accompagnez-les dans la réalisation de leur potentiel, apprenez-leur à mettre en avant les qualités développées en prenant soin de leur proche... Soyez mentor, exemple de tolérance et d'accueil.

La création d'un fonds de solidarité peut être utile. Elle est en général accompagnée d'une campagne de dons de jours. Je suis beaucoup plus réservée sur ce sujet. La solidarité entre collègues est importante, mais les congés ne sont pas là pour rien et, en termes de prévention santé, diminuer le temps de repos des uns pour le donner aux autres est un calcul assez hasardeux (qui arrange beaucoup de monde, car le bilan de la transaction est neutre pour l'entreprise).

Enfin, vous avez la possibilité, selon votre taille, de proposer en interne ou via des partenariats l'accès à un psychologue, à une assistante sociale et à des prestations externes qui viendront soutenir vos salariés dans leur rôle d'aidant.

Vous l'aurez compris, vous avez la main ! De nombreuses autres initiatives existent. À vous d'interroger vos salariés et de développer ensemble votre culture du travail de demain.

# Conclusion

J'espère que ce livre vous aura permis de réaliser l'importance de ce que vous faites au quotidien, de comprendre comment avancer sans trop vous épuiser ni culpabiliser, de (re)découvrir certains petits gestes qui permettent progressivement de regagner en énergie, et surtout qu'il vous aura aidé à reprendre confiance en vous au travail. Je ne le répéterai jamais assez : vous êtes un formidable atout. Ne laissez personne vous convaincre du contraire.

Je souhaite de tout cœur que ces pages voyagent d'aidant en aidant, soient transmises d'employés à employeurs (et vice versa), d'un collègue à l'autre, et deviennent le trait d'union dont le monde du travail a tant besoin.

## Ressources dans le monde francophone

### France

- Avec nos proches : https://avecnosproches.com
  Numéro national : 01 84 72 94 72
- Collectif je t'aide : https://associationjetaide.org
- Ma boussole aidants : https://www.maboussoleaidants.fr/ma_boussole/aidants
- Annuaire des plateformes de répit et maisons des aidants : https://www.soutenirlesaidants.fr/type/organisations/cities
- Association JADE (pour les jeunes aidants) : https://jeunes-aidants.com
- Le café des aidants de l'Association française des aidants : www.aidants.fr
- La compagnie des aidants : https://lacompagniedes-aidants.org
- Répit : Les bobos à la ferme : www.lesbobosalaferme.fr
- Age Village : https://www.agevillage.com

## Québec

Répit Québec : www.repitquebec.ca
Proche aidance Québec : www.procheaidance.quebec
Appui proches aidants (ressources) : www.lappui.org/fr/
Association des proches aidants de la Capitale-Nationale : https://www.apacn.org/

## Belgique

Aidants proches : https://aidants-proches.be
Aidants proches Bruxelles : https://www.aidantsproches.brussels
Jeunes Aidants proches : https://www.jeunesaidants-proches.be
Aidants proches Wallonie : https://wallonie.aidants-proches.be

## Suisse

Association Espaces Proches : https://www.espace-proches.ch/
Hotline gratuite : 0800660660
Proch'info Genève : 0583177000

## Ressources internet

- La communauté Aidants et bien + : https://www.aidants-etbienplus.org/

- Andy Captain, le réseau qui vient en aide aux parents d'enfants en situation de handicap : https://andy-captain.fr/
- Groupe Facebook : « Aide aux aidants familiaux »

## Podcasts francophones intéressants

Plan aidants
Podcast du bart'age
Les Maux bleus (nombreux épisodes)
Les Aimants
Sweet Papi podcast
Grand bien vous fasse, France Inter, épisode « Comment être présent à la fois pour ses enfants et ses parents vieillissants ? » : replay en ligne sur le site de France Inter
Egosystème, RTS, épisode « Accompagner ses parents » : replay en ligne sur le site de RTS
SingleJungle Podcast (épisode 55 : Être présent pour ses parents) : sur toutes les plateformes de podcast
Décalés – Léa Hirschfeld (saison 1) : sur toutes les plateformes de podcast

# Notes

## Introduction

1. M.J. Glantz, M.C. Chamberlain, Q. Liu, C.C. Hsieh, K.R. Edwards, A. Van Horn, L. Recht, « Gender disparity in the rate of partner abandonment in patients with serious medical illness », *Cancer*, 15 novembre 2009, vol. 115, n° 22, p. 5237-5242, doi : 10.1002/cncr.24577, PMID : 19645027.

2. Étude OCIRP/Viavoice, « Salariés aidants », 2021.

3. N. Lapeyre et N. Le Feuvre, « Féminisation du corps médical et dynamiques professionnelles dans le champ de la santé », *Revue française des affaires sociales*, 2005, p. 59-81, https://doi.org/10.3917/rfas.051.0059.

4. https://drees.solidarites-sante.gouv.fr/sites/default/files/2020-08/er1011.pdf?utm_button=content&utm_content_group=post&utm_page_url=info.doctolib.fr/blog/un-medecin-sur-deux-est-une-femme-bienvenue-chez-madame-la-docteure/&utm_website=doctolib_blog

## Partie I

### *Chapitre 1*

1. T.R. Cohen, S.T. Wolf, A.T. Panter et C.A. Insko, « Introducing the GASP scale : A new measure of guilt and shame proneness », *Journal of Personality and Social Psychology*, vol. 100, n° 5, 2011, p. 947-966, https://doi.org/10.1037/a0022641.

2. « Syndrome de l'imposteur », Wikipédia

3. Voir Dr Hélène Rossinot, *Être présent pour ses parents*, Éditions de l'Observatoire, 2022.

4. Voir Dr Hélène Rossinot, *Aidants, ces invisibles*, Éditions de l'Observatoire, 2019.

5. https://www.has-sante.fr/upload/docs/application/pdf/2022-07/nc_repit_aidants_vf.pdf.

### *Chapitre 2*

1. Dr Julie Smith, *Why Has Nobody Told Me This Before ?*, Penguin Random House, 2022, trad. fr. *Pourquoi personne ne m'en a parlé avant ?*, Leduc, 2023.

2. Voir Dr Hélène Rossinot, *Être présent pour ses parents*, *op. cit.*

3. Dr Julie Smith, *Why Has Nobody Told Me This Before ?*, Penguin Random House, 2022, trad. fr. *Pourquoi personne ne m'en a parlé avant ?*, Leduc, 2023.

4. Dr Julie Smith, *Pourquoi personne ne m'en a parlé avant ?*, *op. cit.*

### *Chapitre 3*

1. M. Kivimäki, S.T. Nyberg, G.D. Batty, E.I. Fransson, K. Heikkilä, L. Alfredsson […] et A. Casini, « Job strain as a risk factor for coronary heart disease : A collaborative meta-

analysis of individual participant data », *Lancet*, vol. 380, n° 9852, 2012, p. 1491-1497.

2. T. Åkerstedt, G. Kecklund et J. Axelsson, « Impaired sleep after bedtime stress and worries », *Biological Psychology*, vol. 76, n° 3, 2007, p. 170-173.

3. K.S. Kendler, L.M. Karkowski et C.A. Prescott, « Causal relationship between stressful life events and the onset of major depression », *American Journal of Psychiatry*, vol. 156, n° 6, 1999, p. 837-841.

4. E.A. Mayer, « The neurobiology of stress and gastrointestinal disease », *Gut*, vol. 47, n° 6, 2000, p. 861-869.

5. Emily et Amelia Nagoski, *Burnout*, Penguin Random House, 2019, trad. fr. *Pourquoi les femmes font des burn out*, Leduc, 2022.

6. *Ibid.*

7. Fédération française de cardiologie : https://www.fedecardio.org/je-m-informe/prevenir-le-stress-par-le-rire/# :~ : text = Pourtant % 2C % 20toutes % 20les % 20études % 20montrent, améliore % 20l % 27oxygénation % 20du % 20sang

8. A. Gračanin, L.M. Bylsma et A.J. Vingerhoets, « Is crying a self-soothing behavior ? », *Frontiers in Psychology*, n° 6, 2015, p. 502.

9. R. Jerath, J.W. Edry, V.A. Barnes et V. Jerath, « Physiology of long pranayamic breathing : Neural respiratory elements may provide a mechanism that explains how slow deep breathing shifts the autonomic nervous system », *Medical Hypotheses*, vol. 67, n° 3, 2006, p. 566-571.

10. M. Heinrichs, T. Baumgartner, C. Kirschbaum et U. Ehlert, « Social support and oxytocin interact to suppress cortisol and subjective responses to psychosocial stress », *Biological Psychiatry*, vol. 54, n° 12, 2003, p. 1389-1398.

11. Hanne Birgit Alfheim, Kristin Hofsø, Milada Cvancarova Småstuen, Kirsti Tøien, Leiv Arne Rosseland, Tone Rustøen, « Post-traumatic stress symptoms in family caregi-

vers of intensive care unit patients : A longitudinal study », *Intensive and Critical Care Nursing*, vol. 50, 2019, p. 5-10, ISSN 0964-3397, https://doi.org/10.1016/j.iccn.2018.05.007.

## *Chapitre 4*

1. S.H. Zarit, P.A. Todd, J.M. Zarit, « Subjective burden of husbands and wives as caregivers : A longitudinal study », *Gerontologist*, vol. 26, n° 3, 1986, p. 260-266.
2. C. Cooper, T.B.S. Balamurali, G. Livingston, « A systematic review of the prevalence and covariates of anxiety in caregivers of people with dementia », *Int. Psychogeriatr.*, vol. 19, n° 2, 2007, p. 175-195.
3. P. Raina, M. O'Donnell, H. Schwellnus, P. Rosenbaum, G. King, J. Brehaut […] et E. Wood, « Caregiving process and caregiver burden : Conceptual models to guide research and practice », *BMC Pediatrics*, vol. 4, n° 1, 2004, p. 1.
4. Freudenberger, H. « Staff burn out ». Journal of social issues. 1974. Vol 30. Issue 1. DOI
https://doi.org/10.1111/j.1540-4560.1974.tb00706.x
5. D. Truchot. Le burn out des médecins généralistes : influence de l'iniquité perçue et de l'orientation communautaire. Annales Médico-Psychologiques, Revue Psychiatrique, 2009, 167 (6), pp.422. ff10.1016/j. amp.2009.03.018ff. ffhal-00562279

## *Chapitre 5*

1. Ce conte folklorique transmis de génération en génération a été popularisé par Joseph Jacobs, un collecteur australien de contes folkloriques, qui l'a publié dans son livre *English Fairy Tales* en 1890.
2. Cappuccio et al., 2011
3. Cappuccio et al., 2008
4. Cappuccio et al., 2010
5. Baglioni et al., 2011

6. Harvey, A. G., Murray, G., Chandler, R. A., & Soehner, A. (2011). « Sleep disturbance as transdiagnostic : Consideration of neurobiological mechanisms »

7. Cohen et al., 2009

8. Pinquart, M., & Sörensen, S. (2003) ; Cuijpers, P. (2005) ; Cooper, C., Balamurali, T. B., & Livingston, G. (2007).

9. A. Shechter, E.W. Kim, M.P. St-Onge et A.J. Westwood, « Blocking nocturnal blue light for insomnia : A randomized controlled trial », *Journal of Psychiatric Research*, n° 96, 2018, p. 196-202, https://doi.org/10.1016/j.jpsychires.2017.10.015.

10. K. Okamoto-Mizuno et K. Mizuno, « Effects of thermal environment on sleep and circadian rhythm », *Journal of Physiological Anthropology*, vol. 31, n° 1, 2012, p. 14.

11. G.M. Cooney, K. Dwan et G.E. Mead, « Exercise for depression », *JAMA*, vol. 311, n° 23, 2014, p. 2432-2433.

12. I.M. Lee, E.J. Shiroma, F. Lobelo, P. Puska, S.N. Blair, P.T. Katzmarzyk et Lancet Physical Activity Series Working Group, « Effect of physical inactivity on major non-communicable diseases worldwide : An analysis of burden of disease and life expectancy », *Lancet* (Londres), vol. 380, n° 9838, 2012, p. 219-229.

13. D.C. Nieman et L.M. Wentz, « The compelling link between physical activity and the body's defense system », *Journal of Sport and Health Science*, vol. 8, n° 3, 2019, p. 201-217.

14. D.E. Warburton, C.W. Nicol et S.S. Bredin, « Health benefits of physical activity : The evidence », *Canadian Medical Association Journal*, vol. 174, n° 6, 2006, p. 801-809.

15. K. Mikkelsen, L. Stojanovska, M. Polenakovic, M. Bosevski et V. Apostolopoulos, « Exercise and mental health », *Maturitas*, n° 106, 2017, p. 48-56.

16. Sauf raison médicale qui le nécessiterait.

17. Theodora Psaltopoulou *et al.*, « Mediterranean Diet and Depression : A Systematic Review and Meta-Analysis

of Observational Studies », *Molecular Psychiatry*, vol. 24, n° 9, 2019, p. 1379-1392.

18. Tasnime Akbaraly *et al.*, « Dietary pattern and depressive symptoms in middle age », *The American Journal of Clinical Nutrition*, vol. 94, n° 1, 2011, p. 181-189.

19. Shyam S. Sablani *et al.*, « Effects of freezing and storage on the nutrient content of vegetables : A review », *Journal of Food Processing and Preservation*, vol. 38, n° 2, 2014, p. 503-514.

20. https://www.cnrs.fr/cw/dossiers/doseau/decouv/usages/eauOrga.html# :~ : text = La % 20quantit % C3 % A9 % 20globale % 20d'eau, 5 % 20litre % 20par % 20les % 20boissons

21. Emily et Amelia Nagoski, *Pourquoi les femmes font des burn out*, *op. cit.*

22. Hagger, Martin S., Chantelle Wood, et al. "Ego depletion and the strength model of self-control : a meta-analysis." Psychological bulletin 136, no. 4 (2010) : 495-525

23. James M. Tyler et Kathleen C. Burns, « After Depletion : The Replenishment of the Self's Regulatory Resources », *Self and Identity*, vol. 7, n° 3, 2008, p. 305-321, DOI : 10.1080/15298860701799997.

24. Voir Emily et Amelia Nagoski, *Pourquoi les femmes font des burn out*, *op. cit.*

25. J. Holt-Lunstad, T.B. Smith, J.B. Layton, « Social Relationships and Mortality Risk : A Meta-analytic Review », *PLoS Med*, vol. 7, n° 7, 2010, e1000316, doi : 10.1371/ journal. pmed.1000316

26. http://www.aidantsetbienplus.org/

27. www.avecnosproches.com

28. Les EHPAD pour la France, les maisons de repos pour la Belgique, les CHSLD ou Ressources intermédiaires pour le Québec et les EMS pour la Suisse francophone.

29. https://baluchonalzheimer.com/

30. https://baluchon-alzheimer.be/

31. Liste complète : https://www.aidants.fr/fiche-pratique-solutions-de-repit/

32. Françoise Héritier, *Le Sel de la vie*, Odile Jacob, 2012.

### Chapitre 6

1. N'arrêtez jamais brutalement sans l'avis de votre médecin un traitement qui vous a été prescrit.

2. Voir Dr Hélène Rossinot, *Être présent pour ses parents*, *op. cit.*

## Partie II

### Chapitre 1

1. Robert Cialdini, *Influence. The Psychology of Persuasion*, Harper Business, 1984 ; trad. fr. *Influence et manipulation*, First, 2004.

### Chapitre 2

1. J.J. Heckman et T. Kautz, « Hard evidence on soft skills », *Labour Economics*, vol. 19, n° 4, 2012, p. 451-464.

2. Pôle emploi, service public de l'emploi en France, https://www.pole-emploi.org/accueil/actualites/2022/dici-a-2030-les-soft-skills-seront-au-coeur-des-strategies-de-recrutement-des-entreprises.html?type=article

3. Pour en savoir plus, voir Dr Hélène Rossinot, *Être présent pour ses parents*, *op. cit.*

4. Des « drapeaux rouges », c'est-à-dire des signaux d'alarme qui doivent pousser à réagir.

5. https://www.welcometothejungle.com/fr/articles/teletravail-entretien-embauche

### *Chapitre 3*

1. Dr Hélène Rossinot, *Être présent pour ses parents*, *op. cit.*

2. Ralph Waldo Emerson, *La Confiance en soi et autres essais*, Rivages, 2000.

## Partie III

### *Chapitre 1*

1. Méditations religieuses. Francis Bacon. 1597

2. Étude OCIRP/Viavoice, « Salariés aidants, RH, RSE et dialogue social », 2022.

3. *Ibid.*

4. Enquête IPSOS-Macif sur la situation des aidants en 2020, disponible à l'adresse suivante : https://www.aveclesaidants.fr/observatoire/enquetes/enquete-ipsos-macif-sur-la-situation-des-aidants-en-2020-les-resultats-de-letude/# :~ : text = % C3 % 8Atre % 20aidant % 20en % 202020 % 20 % 3A % 20Quels % 20profils&text = Si % 2064 % 20 % 25 % 20des % 20aidants % 20ont, aidant % 20dans % 2083 % 20 % 25 % 20des % 20situations

5. « Salariés aidants, mode d'emploi », AXA Prévention, 2023.

6. MetLife Mature Market Group, National Alliance for Caregiving et University of Pittsburgh Institute on Aging, *The MetLife Study of Working Caregivers and Employer Health Costs : Double Jeopardy for Baby Boomers Caring for their Parents*, 2010.

7. https://www.strategie.gouv.fr/infographies/engagement-entreprises-leurs-salaries-aidants

8. Carers in Employment Task & Finish Group, *Employers « Business Benefits » Survey*, 2013, p. 1.

9. https://www.gov.uk/government/publications/supporting-working-carers-the-benefits-to-families-business-and-the-economy

10. https://welcom-rh.fr/marque-employeur-importance-reseaux-sociaux/

11. Étude OCIRP/Viavoice, « Salariés aidants, RH, RSE et dialogue social », 2022.

12. Géraldine Dorard, Basilie Chevrier, Aurélie Untas, « Qui sont les jeunes adultes aidants étudiants en France ? », Résultats de l'étude CAMPUS-CARE, webinaire JAID – Recherche sur les Jeunes AIDants, Paris, janvier 2023 (hal-03976798).

13. Étude OCIRP/Viavoice, « Salariés aidants, RH, RSE et dialogue social », 2022.

14. https://newsroom.malakoffhumanis.com/actualites/malakoff-humanis-presente-les-resultats-de-son-observatoire-des-salaries-aidants-01a0-63a59.html

15. Étude OCIRP/Viavoice, « Salariés aidants, RH, RSE et dialogue social », 2022.

16. https://www.strategie.gouv.fr/infographies/engagement-entreprises-leurs-salaries-aidants

## *Chapitre 2*

1. Dr Hélène Rossinot, *Aidants, ces invisibles*, *op. cit.*

2. Voir Dr Hélène Rossinot, *Être présent pour ses parents*, *op. cit.*

3. Voir *ibid.*

4. *L'art perdu de l'écoute.* Michael P. Nichols (PhD) et Martha B. Straus (PhD). AdA Editions. 2019. Traduction de « The lost art of listening »

5. Marshall B. Rosenberg, *Les mots sont des fenêtres (ou bien ce sont des murs)*, La Découverte, 2016.

6. Marshall B. Rosenberg, *La Communication non violente. Écouter vraiment pour des relations enfin sereines* (livre audio), Univers Poche, 2021.

7. https://newsroom.malakoffhumanis.com/actualites/malakoff-humanis-presente-les-resultats-de-son-observatoire-des-salaries-aidants-01a0-63a59.html

8. Sheryl Sandberg, *En avant toutes. Les femmes, le travail et le pouvoir*, JC Lattès, 2013.

9. https://www.huffingtonpost.fr/vie-de-bureau/article/pleurer-au-travail-ca-arrive-des-specialistes-expliquent-comment-y-faire-face_119226.html

10. « Plan aidants », de Sigrid Jaud.

11. Loi d'adaptation de la société au vieillissement (ASV) du 28 décembre 2015, d'après le Code de l'action sociale et des familles (CASF), article L113-1-2.

12. Dr Hélène Rossinot, *Aidants, ces invisibles*, *op. cit.*

13. Baromètre Fondation APRIL, 2022.

14. Dr Hélène Rossinot, « Grand âge : prendre soin des salariés aidants n'est pas un problème de plus à résoudre mais une ambition commune à porter », *Le Monde*, 6 octobre 2022, https://www.lemonde.fr/idees/article/2022/10/06/prendre-soin-des-salaries-aidants-n-est-pas-un-probleme-de-plus-a-resoudre-mais-une-ambition-commune-a-porter_6144721_3232.html

## Remerciements

À toutes les personnes qui ont échangé avec moi lors de la préparation de ce livre.

À Kathy, Gérard, Gilda, Olivier, Esther et Sabrina pour leur précieux soutien pendant l'écriture.

À Irina, Guillaume, Lev, Catherine et Isabelle pour leur aide et leurs bons conseils.

À Alice, mon éditrice, pour m'avoir fait confiance, et à toute l'équipe de Robert Laffont pour son énergie et son implication chaleureuse.

À Maman et Édouard : sans vous deux, rien ne serait possible.

Ce livre existe grâce au travail de toute une équipe.

*Communication* : Caroline Babulle, Sabrina Bendali, Inès Paulin, Adélaïde Yvert.

*Coordination administrative* : Martine Rivierre.

*Studio* : Pascaline Bressan, Barbara Cassouto-Lhenry, Joël Renaudat.

*Fabrication* : Muriel Le Ménez, Céline Ducournau, Bernadette Cristini, Sophia Paroussoglou, Isabelle Goulhot.

*Commercial, relation libraires et marketing* : Catherine Lauprêtre, Perrine Therond, Ombeline Ermeneux, Élise Iwasinta, Morgane Rissel, Arthur Rossi, Aurélie Scart.

*Cessions de droits* : Elisabeth Stempak, Benita Edzard, Lucile Besse, Sonia Guerreiro, Costanza Corri.

*Gestion* : Sophie Veisseyre, Chloé Hocquet, Isabelle Déxès, Camille Douin.

*Services auteurs* : Viviane Ouadenni, Jean-François Rechtman, Catherine Reimbold.

*Ressources humaines* : Mylène Bourreau.

*Juridique* : Laëtitia Doré, Anaïs Rebouh, Valérie Robe, Lucie Bergeras, Julia Crosnier.

*Avec le soutien des équipes d'Interforum et d'Editis qui participent à la création, la diffusion et la distribution de ce livre.*

Canoros Vehit Canentes

#lisez! engagé
www.lisez.com
Pour plus d'information :
Imprimé sur du papier issu de forêts gérées durablement.

Achevé d'imprimer en septembre 2023
par Normandie Roto Impression s.a.s.
61250 Lonrai (Orne)
N° d'édition : 66099/01 – N° d'impression : 2303678

*Imprimé en France*